"医生有话说"系列

『肺』腑之言

肺结节与咳嗽那些事儿

主编 方浩徽 牛华 王卫阳

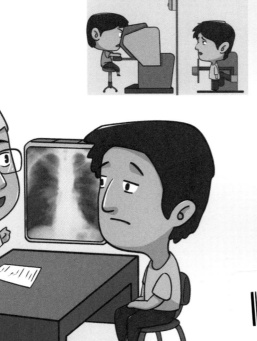

U0396237

时代出版传媒股份有限公司
安徽科学技术出版社

图书在版编目(CIP)数据

"肺"腑之言:肺结节与咳嗽那些事儿 / 方浩徽,牛华,王卫阳主编.--合肥:安徽科学技术出版社,2025.1.("医生有话说"系列). -- ISBN 978-7-5337-9111-7

Ⅰ. R563

中国国家版本馆 CIP 数据核字第 2024XW7266 号

"肺"腑之言——肺结节与咳嗽那些事儿

FEIFUZHIYAN　FEIJIEJIE YU KESOU NAXIE SHIER

主编　方浩徽　牛　华　王卫阳

出 版 人:王筱文　　选题策划:陈　军　黄　轩　　责任编辑:黄　轩
责任校对:钱湘林　　新媒体编辑:刘　霖　　　　责任印制:廖小青
装帧设计:朱　婧
出版发行:安徽科学技术出版社　　　　http://www.ahstp.net
(合肥市政务文化新区翡翠路 1118 号出版传媒广场,邮编:230071)
电话:(0551)63533330
印　　制:合肥华云印务有限责任公司　　电话:(0551)63418899
(如发现印装质量问题,影响阅读,请与印刷厂商联系调换)

开本:720×1010　1/16　　　印张:13.5　　　字数:280 千
版次:2025 年 1 月第 1 版　　2025 年 1 月第 1 次印刷

ISBN 978-7-5337-9111-7　　　　　　　　　　定价:58.00 元

本书编委会

主　编：方浩徽　牛　华　王卫阳

副主编：王学中　余述凤　夏文娟

编　委 ［按姓氏拼音排序］：

蔡雪倩　丁海华　方浩徽　高迎春

郝红星　何　芳　黄茉莉　刘舒婷

牛　华　潘晶晶　王　敏　王卫阳

王学中　王　云　夏文娟　余述凤

丛书编委会

主　编：马冬春　张　良　徐　宁

副主编：方浩徽　王　华　唐　飞　刘　锋

　　　　汤　莉　余　佳　胡　俊　吴春燕

编　委：马冬春　张　良　徐　宁　方浩徽

　　　　王　华　唐　飞　刘　锋　汤　莉

　　　　余　佳　胡　俊　吴春燕　陈　磊

　　　　汪洋奕　张婷婷　郝　双　杨迎夏

很高兴应邀为农工党安徽省委委员、安徽省胸科医院呼吸科主任医师方浩徽教授主编撰写的本书作序。

在时代的洪流中，我们见证了科技的飞跃、社会的进步，但在这繁华的背后，健康是永恒的主题，愈发显得弥足珍贵。特别是在当前社会快速发展的背景下，人民健康已经成为国家发展的重要基石。

肺作为人体呼吸系统的核心，其健康状况直接关系到我们的生活质量。新冠疫情后肺结节和咳嗽等健康问题也逐渐成为我们关注的焦点，为了揭开这些健康隐患的神秘面纱，安徽省胸科医院在呼吸内科深耕多年的医生共同编写了本书，他们凭借丰富的临床经验和专业知识，深入剖析了肺结节与咳嗽的成因、诊断、治疗及预防等方面的知识。在编纂过程中，他们严格遵循国内外临床指南和专家共识，力求为读者呈现权威、准确、实用、活泼、通俗易懂的健康知识。

值得一提的是，本书的语言深入浅出、准确流畅，使得即便没有医学背景的读者也能轻松理解。这不仅是对知识的尊重，更是对读者的关爱。我们坚信，这本书的普及与推广，将有助于提高公众对肺部小结节和咳嗽等健康问题的认知与了解，从而引导大家形成健康的生活方式，增强健康意识。

同时，我们也期望本书能为医疗卫生事业的发展做出积极贡献。作为一本权威、实用的科普读物，它将成为医患沟通的桥梁，为构建健康中国贡献我们的一份力量。

　　让我们携手共进，共同守护肺部健康，迈向更加美好的未来。

农工党安徽省委主任委员、中国科技大学副校长、

中国科学院院士　　杨金龙

2024.9.2

随着生活、工作压力的增大、对环境污染的关注以及各种短视频健康知识的普及，越来越多的人开始更加关注自身健康问题。通过体检发现肺结节的人越来越多，肺结节是近年来医学影像上常见的诊断，许多人对其性质感到迷茫；而新冠疫情后咳嗽，尤其是慢性咳嗽常常让人们感到担忧和困惑。为了解答这些疑问，普及相关知识，我们编写了这本关于肺结节和咳嗽的科普图书。

本书旨在为读者提供全面、科学的关于肺结节和咳嗽的科普知识。针对肺结节，我们将从定义、成因、病例、诊断、治疗、预防等方面进行详细阐述，帮助读者了解肺结节的性质和意义，以及如何正确处理肺结节；对于咳嗽的成因、分类、诊断、治疗等方面，我们深入浅出地解释咳嗽的病因、生理、检查、临床诊断及治疗过程，并介绍各种有效的治疗方法和预防措施。

在编写过程中，我们力求语言通俗易懂、内容科学准确。我们参考了临床指南、专家共识，结合临床实践经验，力求为读者提供可靠的信息和建议。同时，我们也注重科普知识的实用性和可操作性，希望读者能够从中获得有用的指导和帮助。

最后，我们希望通过这本书的普及，在科学的指导下，能够增强公众对肺结节和咳嗽的认识和了解，更好地维护自己的健康，提高自我保健意识，促进健康生活方式的形成，享受美好的生活。

感谢所有为本书编纂提供支持和帮助的编委专家和工作人员，以及广大关注健康、热爱生活的读者。

安徽省胸科医院呼吸内科主任医师　方浩徽

2024.9.2

『肺』腑之言——肺结节与咳嗽那些事儿

目
录

第一篇　体检发现肺部磨玻璃小结节，会是肺癌吗？

第二篇 与咳嗽相关的那些事儿

第一章 咳嗽反反复复，总是好不了，是怎么回事呢？

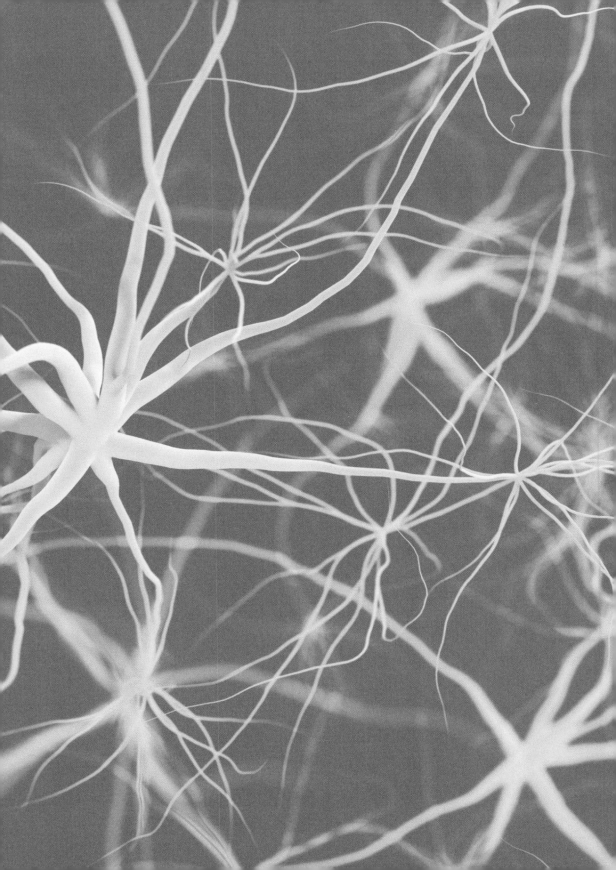

故事一

姐弟俩都在43岁时接受肺结节微创手术

朋姐间断咳嗽1年，有时痰中带血，2017年4月在当地医院检查胸部CT，发现右上肺有直径将近2厘米的肺结节，后转来我们医院就诊。当时朋姐43岁，我接诊后考虑该肺结节是早期肺癌，安排收住院，当月在胸外科为她做了右上肺叶切除并行纵隔淋巴结的清扫微创手术，术后病理显示为浸润性腺癌乳头型，患者手术恢复后做了4个疗程的辅助化疗。

肺癌术后我们会要求患者3~6个月复查一次胸部CT。朋姐于2018年10月做胸部CT复查，我发现她左上肺出现2个5~6毫米磨玻璃小结节影，考虑为原位癌。2019年3月她再次复查胸部CT并三维重建，左上肺的结节密度有所增高。朋姐很焦虑，次月就做了胸腔镜左上肺局部切除并清扫淋巴结微创手术，术后病理显示两个结节分别是原位癌和微浸润腺癌。

患者有一个弟弟，我们称他朋弟，与朋姐关系非常好，他常陪姐姐来看病。当听说他吸烟20年了，我就告知他属于肺癌的高危人群。朋姐手术期间，朋弟也听从我的建议在医院拍了胸部CT。我发现他左肺有6毫米磨玻璃小结节，考虑为原位癌，建议定期复查。2020年7月他第三次复查时，肺结节增大，当月他在我们医院进行微创手术切除结节，病理报告显示为微浸润腺癌。这年朋弟也是43岁。

朋姐第二次手术和朋弟术后都没有再做后续治疗，因为术后病理显示为原位癌和微浸润腺癌，手术根治后完全治愈，不需要再做后续辅助治疗。术后姐弟俩一直是每半年来门诊复查胸部 CT，未再发现有新发肺结节，但他们都是肺癌高危人群，未来的几十年都需要定期检查。

几十年的约定来源于信任，为患者做好健康保障是我们的职责。

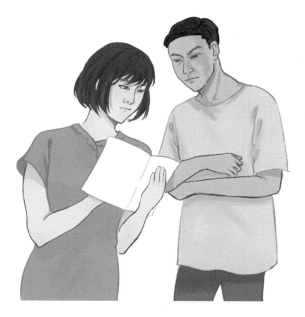

肺结节手术后需要注意哪些问题？

*本书中提到的肺结节尺寸均为直径大小。

故事二

一位被"误诊"的咳嗽患者

某天门诊，一位年轻男性带着点不太高兴的表情敲开了诊室的门。还没等我问，他先开口说道："医生，我们当地小医院水平真是不行，我只是咳嗽，痰都没有，这点小毛病他都治不好，还说我是哮喘，我哪里喘了？我能跑5千米！今天来你们胸科医院，都说你们是看肺病最专业的，我倒是要看看，老家的医生到底是不是吓我！"

听完他的话，我心里大概明白了。问他老家医院的医生有没有开检查单，他说："做了胸部CT，没什么大问题，还做了个吹气的检查。不过我觉得老家的医生水平差，检查结果也不一定准！医生你帮我查查，我要重新在你们医院做检查。"我说："那行吧，您咳嗽一般是什么时候？"他回答："晚上比白天严重。"紧接着我用听诊器给他听诊，发现在两肺的确能听到不太明显的哮鸣音，于是给他开了肺功能加支气管舒张试验检查。

不久他做完检查回来了，果然支气管舒张试验阳性。我告诉他："你真的冤枉你们老家的医生啦，你这就是支气管哮喘，医生诊断得没错。只不过这个是哮喘的一种特殊类型——咳嗽变异性哮喘。"他听完，好像还是有点不相信："我家里没有人得过这个病，不是说哮喘是遗传病吗？"

于是，我跟他详细说起来："咳嗽是支气管哮喘的常见症状之一，特别是在哮喘的早期阶段，可能只有咳嗽症状，这种情况称为咳嗽型哮喘，这是一种特殊类型的哮喘，你的情况就属于这种。它的主要症状就是长期的、慢性的咳嗽，既不喘也不闷。因为你咳嗽，而且夜间加重，肺功能检查异常，再加上你的肺部有哮鸣音，所以诊断为哮喘。再说了，哮喘并不一定会遗传给下一代，只是说如果直系亲属中有哮喘或其他过敏性疾病的成员，那么这个人患上哮喘的风险会增加。你们当地医院医生可被你冤枉了呢，你应该相信他！"听我说完，他若有所思，不好意思地挠挠头。我给他开了药，交代他怎么使用吸入剂，用完药之后需要注意哪些，以及药物怎么减量等细节。大概半个月后，他告诉我咳嗽好多了，说老家的医生一开始也给他开了吸入剂，他拒绝拿药，现在后悔没早点听医生的话。

这件事让我挺开心的，因为我不仅缓解了患者的症状，还替当地医院的医生洗刷了冤屈。不得不说，看病，真的需要相互信任！

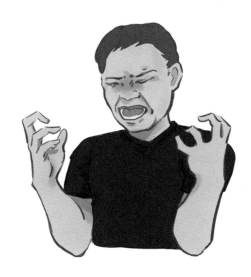

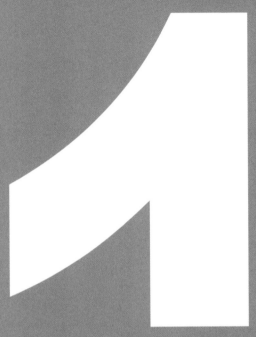

第一篇　体检发现肺部磨玻璃
小结节，会是肺癌吗？

1.体检时为什么要做胸部CT？

以前没有影像检查，患者肺部有病变不舒服时，医生只能通过望、闻、问、切来了解病情，但无法早期发现肺部病灶。自从有了X射线检查或胸部CT，这个能透视的"超级侦探"可以帮助找出肺内很小的病变。现在患者因为咳嗽等原因到医院就诊，如果肺部有肿瘤或者感染了肺炎、肺结核，都可以通过X线检查发现，但很难发现10毫米以下的病灶，还可能被心脏挡住看不到，而CT是横断面检查，肺部所有的病变哪怕是2~3毫米的微小结节也能被发现。另外，CT检查能看清楚肺叶、肺段、肺小叶长得怎么样，可以发现肺部所有病变、感染、实变或者肺纤维化。一般来说，40岁以上有高危因素的人在体检时都应该做个胸部CT，当然还得看患者的具体情况和医生的建议哦！

2.如何早期发现肺癌？什么是肺部小结节？

我们国家从20世纪80年代开始，肺癌的发病率和死亡率在恶性肿瘤排名中都名列前茅。国家癌症中心2022年公布的男性和女性的恶性肿瘤死亡率排名第一位都是肺癌，肺癌是我们要重视的主要恶性肿瘤。如何能早期发现肺癌呢？

欧美国家曾做了一项大型的研究，通过低剂量CT检查发现肺部早期肺癌，这大大降低了肺癌死亡率，从那之后胸部CT就作为早期肺癌筛查的主要手段。在临床上，如果患者出现了咳嗽、咳痰、胸闷、咯血等呼吸道症状时，医生也会要求患者做胸部CT以了解肺部疾病，有助于提高早期肺癌诊断率。现在很多单位每年的体检项目都包括了胸部CT，近年来许多人做胸部CT时会发现很多小结节。流行病学的调查数据指出，我们国家大约有1.2亿人有肺小结节。那么，什么是肺小结节？

在胸部CT或者胸片上看到的局灶密度增高影，直径小于3厘米的类圆形病变，我们就称它为肺结节，大于3厘米的类圆形病变就称为块影或者是占位；再细分一下，直径10~30毫米的结节称为肺结节，直径在5~10毫米的结节称为小结节，直径小于5毫米的小结节称为微小结节，直径小于3毫米的小结节称为粟粒结节，报告单上是可以不写3毫米以下结节的。

3.体检发现肺部小结节怎么办？

 发现肺部小结节后可以咨询呼吸科或胸外科医生，以更清楚地了解这个小结节的大小、形状、位置以及良恶性可能，听听专科医生的建议。如果结节比较小，也没有任何症状，医生可能会建议患者定期复查。所谓定期复查，就是隔一段时间再去医院拍个胸部CT看看结节有没有变化，所以要问清楚间隔的具体时间，比如3个月、半年或一年。这期间要注意保持健康的生活方式，比如戒烟、远离有害物质等。如果医生考虑小结节有可能是炎症引起，会建议行短时间抗感染治疗后再复查胸部CT，一般来说口服抗生素就可以；如果结节比较大，或者患者有症状，比如咳嗽、胸痛、呼吸困

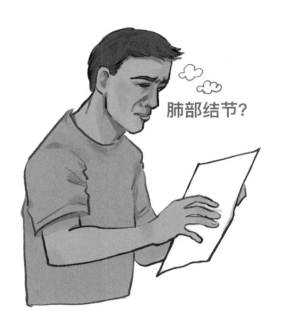

肺部结节?

难等，就要做进一步检查以明确病因，比如经皮肺活检或者支气管镜检查明确诊断，评估下一步的治疗方案。

总之，发现肺部小结节后别紧张，但也不能置之不理，及时就医并听取专科医生的建议，做好检查、治疗和健康管理，保持健康的生活习惯，有助于预防和管理肺部小结节。

4.如何看懂胸部CT报告单？

我们通过胸部CT报告单可以了解肺部结节的良恶性和医生的诊治思路。报告单上描述结节大小是5毫米以下的还是10毫米以上的，密度是实性的还是磨玻璃的，是否为亚实性的混合性结节，这些表述意义都不同。报告单上也会写3A或者是4A、4B、4X，这些表述也代表了结节的恶性概率，比如对于报告3A的小结节可以大致判断为良性可能，4A就有早期肺癌的可能，而4B则表示早期肺癌不能排除，如果是4X就说明恶性可能非常大了。另外通过CT报告要求复查的随访时间，患者也能够进行判断，如果写的是年度随访，一般认为是良性病变或原位癌，一年复查一次就可以了；如果不能排除早期肺癌或是肺癌的高危人群，但又需要观察结节是否随着时间逐渐增大来判断良恶性，常建议3个月或6个月复查，以了解肺结节是否增大。

对于40多岁且有吸烟史的高危人群，且胸部CT检查高度怀疑肺癌，常建议短时间观察或直接考虑行胸外科微创手术。

5.体检发现纯磨玻璃结节，考虑原位癌可能，原位癌是肺癌吗？

我们常说的原位癌不是肺癌，是癌前病变，不属于肺腺癌，但可能是癌细胞局部非浸润性病变，可能发展成腺癌，也可能很多年没有变化。这种磨玻璃结节因为被发现得早，可以定期观察，也可通过手术把病灶切掉，预后很好。不过，被发现原位癌患者也就属于高危人群，肺部的其他地方还可能再出现原位癌，所以手术后要定期去医院复查。

另外，磨玻璃结节也可能是感染而不是原位癌，因此发现磨玻璃结节要听专科医生的建议，根据不同情况选择观察或抗感染治疗后复查，或是采取微创手术切除。需要提醒的是，确定观察的话，要注意别拖太久了，以免耽误治疗。曾经有患者5年前做胸部CT发现磨玻璃结节，一直不闻不问，待出现胸闷不适再复查胸部CT，已经是晚期肺癌。

6. 磨玻璃肺部小结节是早期肺癌吗？两肺多发磨玻璃小结节是恶性的吗？

 胸部 CT 发现肺部黑色部分有一块类圆形颜色淡了一些，影像不排除早期肺癌或恶性可能，当然也可能是由炎症、感染、结核、出血等多种原因引起的。

从影像看如果结节比较小，边缘光滑，而且很长时间都没变大，那很可能是良性的，比如肺炎。如果结节密度高，也可能是肺结核治好后留下的痕迹。但如果肺结节比较大，超过 8 毫米，同时边缘不规则，定期观察、复查胸部 CT 发现结节逐渐长大，那就可能是恶性结节，需要及时去医院看专科医生，结合其他检查和症状来判断这些结节是良性还是恶性，进一步检查或采用胸外科微创手术切除。

7. 如何确定肺部小结节是不是癌？

 要判断胸部 CT 显示的肺部小结节是不是癌症，主要得看结节长啥样、有多大、在肺部哪个位置，还要看有没有症状，以此来综合判断。从影像上看：如果结节很小，直径在 5 毫米以内大多为良性，如果是直径超过 20 毫米的肺孤立性结节，很有可能是恶性，也就有可能是肺癌。从形态上看：如果结节边缘规则、形状像类圆形，良性结节的可能性大；但如果结节密度不均、边缘不规则、边缘有毛刺，则癌性结节的可能性大；密度比较均匀的大多是良性，而密度不均尤其是有偏心空泡的肺结节则恶性可能大；有血管征，也就是有血管伸长进入结节则恶性可能性大。恶性肿瘤很"聪明"，它会引导周边血管生成新生血管连接进入癌性结节，供给血液营养而加快肿瘤生长。

8.随访期会不会耽误手术时间？

　　体检发现肺部小结节，很多医生都要求随访观察，很多人尤其是考虑原位癌或恶性可能的患者对于随访半年甚至更长时间是很担忧的，担心肺结节变成肺癌，失去手术机会。从医学角度考虑，对于肺结节随访观察是非常重要的，随访观察通常不会耽误肺结节的最佳手术时间。

　　一般来说，高度怀疑肺癌的肺结节观察时间不超过2个月，而肿瘤细胞体积增大一倍的时间在30~180天，由于肺结节的体积比较小，因此即便增大一倍，直径也不会增加多少，因此基本上不会出现在观察期结节长大并导致转移从而失去手术时机的情况。如果肺结节在观察期间缩小，就可以考虑是良性的；如果肺结节表现稳定，没有出现持续增长的情况，可以继续观察或采取手术切除。在随访复查期间，也可以观察肺内其他位置是否还有其他结节，如果肺结节直径增大超过2毫米，判断确定持续增大，则考虑手术切除。因此发现可疑肺结节后需要定期到医院进行胸部CT复查，在观察随访过程中发现肺结节持续增大或出现其他恶性征象，医生会考虑手术治疗或进一步检查。

9.肺癌的胸部CT可能有哪些恶性征象？

胸部CT影像上常有"异影同病"或"同病异影"的表现，可能表现出的恶性征象对诊断肺癌有帮助，但不是确诊依据，主要表现包括：①单发或多发结节边缘出现的分叶征或毛刺征的肺结节，70%~80%的肺癌具有分叶征，这是肺癌的常见征象；②肺结节密度不均，呈混合性密度，且密度随着时间增高，内有直径小于5毫米的空泡征；③血管集束征，指周围的微小血管向肺结节病灶聚

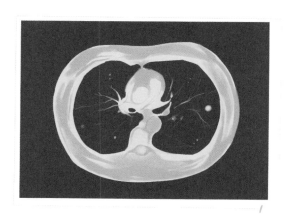

集，提示血供增加；④靠近胸膜的肺癌常有胸膜牵拉，影像上见胸膜凹陷征；⑤纵隔淋巴结肿大或肺门部肿物，根据影像并不能确定诊断，但同时有多个恶性征象提示为恶性病灶的可能性大。

10.肺癌的高危因素有哪些？接种新冠疫苗会引起肺结节吗？

体检发现肺结节时医生常常要询问一些问题，以判断患者是否属于高危人群。那么，哪些属于高危因素呢？长期吸烟是肺癌的

高危因素，吸烟时间越早、吸得越多，患有肺癌的风险就越大，比如每天吸烟20支、超过20年且40岁以上的就是肺癌高危人群，这是有明确研究的。环境污染，包括室内外空气污染；经常接触到石棉、氡、铍等物质，也可能增加患肺癌的风险。在遗传方面与基因的易感性相关，父母或子女等直系亲属得过恶性肿瘤也是高危因素，这类人属于高危人群，随着年龄增大，患肿瘤的风险会明显增加。对于高危人群，要缩短定期复查时间，加强肺癌的早诊早筛。

有些疫苗接种后有肺间质异常的报道，在门诊时常有人问接种新冠疫苗后是否会导致肺结节。新冠疫苗是经过严格检测检验的，并没有引起肺结节的依据和案例，所以新冠疫苗不是肺结节的高危因素。

11. 体检发现圆形致密阴影，是怎么回事？

 体检做胸部CT时，发现肺部高密度斑片斑点状或圆形致密阴影，医生可能会说是陈旧性肺结核或感染后的瘢痕结节，患者往往一脸懵，表示"从来没有得过肺结核啊，为何有陈旧性肺结核？"其实在我国肺结核的感染比例很高，大约有5亿人感染结核，绝大多数并没有患病，其中有些患者过往曾经有咳嗽、低热，也有部分肺结核自愈后在肺内形成致密钙化结节，这就是陈旧性肺结核钙化病灶，就是瘢痕结节，是良性的病变。也有错构瘤、炎性假瘤表现为类圆形致密阴影，这些也需要定期观察。此外还有肺隐球菌病，在影像上可以表现为高密度结节影，需要进一步检查以明确诊断。

12. 服用抗生素、中成药能消除肺结节吗？

 关于服用抗生素和中成药能否消除肺结节的问题，需要具体情况具体分析。比如，一些肺小结节患者，怀疑为炎性感染所致，经抗生素治疗7~10日，一个月后复查胸部CT，结节明显吸收，这个结节就是细菌或支原体感染所致。还有一个女患者，体检发现肺部有两个直径接近10毫米的小结节，服用抗生素10天，一个月后复查胸部CT小结节没有变化，医生判断是良性结节，建议定期复查观察，但患者焦虑、严重失眠，强烈要求手术切除。按照患者意愿切除后病理报告为新型隐球菌病。普通抗生素对肺隐球菌是无效的，如果没有抗真菌的针对性治疗，病灶基本不会缩小而可能长期存在。中药成分复杂，如果中成药中含有抗真菌、提高免疫力作用的中药成分，可能会促进隐球菌小结节的吸收。但身体免疫力低下时结节会增大，病情会加重。

对于细菌性炎症肺结节，服用合适的抗生素进行抗感染治疗是有效的，有的一周就能消除结节。但是，对于非炎症的肺结节，如隐球菌、肺结核或肺癌等，单纯服用抗生素通常是无效的。中成药在治疗肺结节方面可能有一定的辅助作用，但具体效果因人而异，且需要在医生的指导下合理服用。

关乎性命！这些用药误区你知道吗？

13.什么是三维重建？对肺结节进行三维重建有助于明确诊断吗？

肺结节影像的三维重建技术是将传统的二维结节影通过软件处理转化为更加直观的立体三维形态，构建出肺结节的三维结构可以帮助医生更清楚了解肺结节的大小、形态、位置及其与周围组织和血管的空间关系。如果是恶性结节，则更容易发现恶性征象，帮助判断肺结节的良恶性。对于三维重建后高度怀疑为恶性的肺结节，应尽早采取微创手术切除，可以达到根治肺癌的目的。近年来临床初诊为晚期肺癌的住院患者比例明显减少，应该与胸部 CT 体检发现的恶性结节得到及时微创手术切除有直接关系。

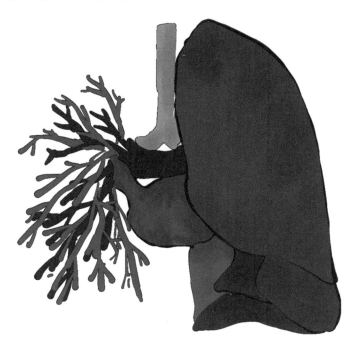

肺部小结节是否做PET-CT检查取决于每个结节的具体情况。PET-CT是通过病灶摄取脱氧葡萄糖（FDG）后在影像显影的反映程度来判断良恶性。有血管供给则病灶摄取FDG就比较多，没有血管供给，就没有摄取。因此微小结节或纯磨玻璃结节没有血管供给，PET-CT检查就没有诊断价值。对于直径超过10毫米的实性或部分实性肺结节，又有血管征，结节恶性程度可能相对较高，PET-CT检查能提高恶性检出率，更容易发现恶性肿瘤患者是否发生全身转移病灶，这种情况下的PET-CT是有诊断价值的。因此高度怀疑肿瘤的同时进行PET-CT检查是有必要的，这既可以进一步检查恶性可能性，又可以进行手术前的分期。但PET-CT毕竟只是影像学检查而不是病理诊断，肺结核等感染性病灶也会增加FDG的摄取，常不能明确诊断。

15.肿瘤标志物检查对肺部小结节有什么诊断意义?

血液肿瘤标志物和肺癌七项等检验是指与肿瘤相关的生物标志物，包括CEA、NSE、CA125等，其水平升高可能与某些肿瘤相关，在肺癌检测中具有一定的特异性，通过检测这些标志物的水平，可以辅助判断肺结节的良恶性。比如CEA明显增高，要注意排查恶性肿瘤，略高于正常值则可能与血糖增高或炎症感染有关，

『肺』腑之言——肺结节与咳嗽那些事儿

可以间隔时日或3个月后再次复查。肿瘤标志物或肺癌七项检测只能作为辅助检查手段，如果出现检查结果异常升高，则表示有恶性可能，医生会建议进一步行肺癌的相关检查以明确诊断。

16.对哪些肺结节要尽早选择微创切除手术？

来门诊咨询肺结节是否为良恶性、是否需要进行微创切除手术的患者很多，医生大多需要根据患者的年龄，肺结节的大小、密度、形态、位置以及是否有肿瘤高危因素等来综合考虑。比如大于8毫米的肺结节在定期观察期间明显生长增大的，具有一些恶性特征（如毛刺、分叶、血管征、胸膜牵拉征等）的肺结节，提示可能是恶性的，建议尽早做微创手术切除。此外还要重点关注有肺癌高危因素的患者，如果患者存在肺癌家族史、长期吸烟史、陈旧性肺结核等慢性肺部疾病，那么即使肺结节直径较小，也要缩短复查胸部CT时间，一旦结节直径增大、密度增高，医生也会建议患者尽早进行微创切除手术。

17.不同大小的肺部小结节该如何处理？

在判断肺结节良恶性时，结节的大小是个重要指标。①2~4毫米肺部小结节通常被称为微小结节，这类结节恶性概率不到1%，肺癌的可能性极低，一般建议定期监测。根据患者是否有高危因素安排1~2年不同间隔复查胸部CT的时间。②5~10毫米的结节被称为小结节，恶性概率接近5%，医生可能会建议进行密切监测，如6个月进行一次CT扫描，观察结节大小、形态或密度变化。③直径在11~20毫米的结节被称为中结节，其恶性可能性较高，需要更加重视，通常需要进行更深入的评估，包括三维重建、活检或微创手术切除。

发现肺部小结节后，患者要保持良好的生活习惯，不要熬夜和过度劳累，要适度运动，戒烟，远离污染的空气，烹饪时避免吸入很多油烟，让肺能呼吸到新鲜的空气，尽量避免接触那些对肺部有害的因素，比如化学物质、放射线、烟雾等有害气体。

18.体检发现5毫米以下的肺结节该如何应对？

有人做胸部CT发现肺部有个5毫米以下的磨玻璃结节，上网一查，网上说有可能是原位癌。5毫米以下结节称为微小结节，几乎都是良性的，恶性概率不到1%，但毕竟是肺部小结节，也不能完全不管。胸外科微创手术中有很多直径只有3毫米的病理已经是微浸润腺癌的微小结节，因此不能置之不理，要记得定期复查。对于微小结节，一般建议每年进行胸部CT复查，绝大多数微小结节可能被吸收或者很多年没有变化，但对于有肺癌高危因素，尤其是50岁以上的中年人，建议每6个月复查一次胸部CT，如果2年没有变化或结节被吸收了，则可以调整为每年体检一次。这种规律性检查可以时刻掌握恶性小结节的动态变化，如果肺小结节"长大"或者"变坏"，就要考虑及时手术切除。

19.体检发现5~8毫米的肺结节该如何应对?

如果体检做胸部CT发现5~8毫米的肺结节,首先不要恐慌,流行病学统计,5~8毫米的肺结节虽然存在2%~6%的恶性概率,但绝大多数5~8毫米肺结节都是良性的。应对的方式主要是寻求专业医生的帮助,也许需要做三维重建进一步评估,这取决于结节的性质,包括结节的形状、边缘、密度以及是否有钙化等。这些都有助于判断结节的良恶性,比如相同纯磨玻璃结节与混合性密度结节转为恶性的可能性是不同的,磨玻璃结节转原位癌的可能性比较大,建议3~6个月复查胸部CT并做三维重建立体对照评估,如果没有变化,以后就可以每6个月复查胸部CT;如果是混合性且为5~8毫米的结节,则患早期肺癌的可能性比较大,应该缩短动态评估时间,第一次复查胸部CT可以安排在3个月内,如果结节没变化或有所长大,应综合个人的健康状况、工作生活习惯、有无肺癌高危因素等因素评估,选择直接微创手术切除,基本没变化的也可以延长复查时间。无论结节的性质如何,患者都应戒烟、避免二手烟暴露、保持均衡饮食、适量运动以及避免有害物质的暴露等。

20.体检发现9~20毫米的肺结节该如何应对?

肺部小结节随着直径的增大,恶性概率也在增加。很多人做胸部CT检查时,发现9~20毫米的肺结节都很担心是肺癌。有统计学分析，直径9~20毫米的肺部结节为恶性的概率约为20%，因此查到直径在9~20毫米的肺结节也可能是结核球、错构瘤、炎性假瘤、肺部真菌感染等疾病，尤其是钙化或大部分钙化结节大多是良性结节。但我们确实需要进行一些检查去排除或确定肺癌诊断，比如三维重建观察结节的形态、密度和边缘特征。如结节形态规则、边缘清晰，且没有其他的恶性征象，那么良性的可能性较大。如三维重建也怀疑恶性可能，可以进一步检查血液中的肿瘤标志物如癌胚抗原等，也可以做气管镜检查或经皮肺活检取组织争取病理确诊。医生也会建议患者做PET-CT检查了解结节SUV值，以更好地

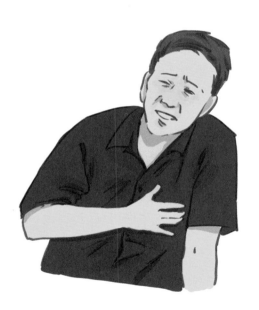

判断良恶性及是否转移，请胸外科专家判断能否手术切除达到根治目的。总之，直径在9~20毫米的肺结节已经进入医生高度警惕的范围，如果随访观察也要缩短时间，千万不能两三年还不管不问，如果说5~8毫米的恶性肺小结节是小毛病，而9~20毫米的恶性肺结节就可能是大问题了，一定要提高警惕、慎重对待。

 21.体检发现超过20毫米的肺结节该如何应对？

 对直径超过20毫米的肺结节，即使不看胸部CT，对这种大

小的结节评估，肺癌的可能性要超过50%，因此要首先办理住院安排进一步检查，确定是否为恶性。如果考虑为肺癌，就需要评估是否有转移，还有没有手术机会，通过影像大概率可以判断是否能手术切除。如果不能手术切除，就必须取组织活检，通过病理明确诊断。只有确诊是肺癌或肺真菌病或肉芽肿疾病等，才能根据不同的诊断确定不同的治疗方案。

22. 肺部3厘米的占位性病变就是肺癌吗？如何确诊晚期肺癌？

胸部CT发现超过3厘米的占位，表示肺癌的可能性大，但不一定就是肺癌。胸部CT表现的占位可能指的是肺部的一个异常肿块，但要确定其病因还要依靠病理检查。能否手术则需要进行更详细的检查和临床判断。

确定肺癌后要进行临床分期，一般分为4期，每一期内再具体细分。如果确定了第1期或第2期就要尽快手术，如果肺癌已经扩散到肺部以外的区域（第3期），如肺门、纵隔淋巴结，可以选择术前化疗，也可以选择术后化疗，减少复发。如果肺癌已经到达第4期，即肿瘤可能已经侵犯到重要的器官、脏器，如肺门或大血管，这种情况在临床上可能无法通过根治性的手术进行治疗。还有，患者的整体健康状况（比如患者的年龄、身体状况、并发症等）都会影响手术的可行性。如果患者身体状况较差，不能耐受手术，或者存在严重的并发症（如心肌梗死、肺气肿、糖尿病等），那么手术可能不被推荐。另外，患者的个人意愿也是决定是否进行手术的重要因素。如果患者不愿意接受手术，那么手术自然不会被考虑。

23.怀疑肺癌能否直接手术切除？什么是微创手术？

　　怀疑肺癌能否直接手术切除需要综合考虑多个因素，这是一个复杂的过程，要从多方面进行评估和考虑。首先要了解患者的整体健康状况能否接受胸部手术，比如血液检查、肺功能测试。此外，通过影像学检查（如胸部CT扫描等），判断病灶是否有转移。绝大多数手术的目的是根治切除，对肺癌一般不做姑息性切除术。

　　胸部微创手术是一种现代化的手术方式，它利用胸腔镜等先进的医疗设备和器械，一般通过一个5厘米长度的较小切口进行手术操作。微创手术具有创伤小、疼痛轻、恢复快等优点，在保证手术效果的同时，能最大限度地减少患者的痛苦和术后恢复时间。

24.胸部微创手术病理报告显示为原位癌，后续要注意什么？

　　医生通过手术把肺部可疑结节切下来，通常在术中就等待病理报告，根据病理情况确定手术切除的范围。要不要扩大手术范围，其目的都是要达到根治效果。比如原位癌属于癌前病变，还不是真正的肺癌，采取局部切除就可以根治，术后患者与健康人群无异。

25.胸部微创手术病理报告显示为微浸润腺癌，需要进一步治疗吗？

手术病理报告显示的微浸润腺癌大部分以贴壁型生长为主，高分化、恶性程度不高，较少突破基底膜，进入脉管及淋巴管的可能性极小，基本上没有复发或转移的可能。所以无论病理上是原位癌还是微浸润腺癌，两者预后相当，通过局部手术切除可达到根治，患者术后也不需要进行化疗、靶向治疗、免疫治疗等辅助治疗，6个月后定期复查随访就行。同时也因为不需要辅助治疗，就不需要做基因检测了。

26.胸部微创手术后还需要定期复查胸部CT吗？术后定期复查有什么意义？

对早期肺癌进行微创手术切除之后，虽然已经根治，但还是要定期复查胸部CT。因为患者属于肺癌的高危人群，已列入高危人群体检范围。曾有兄妹两人先后在体检中发现肺结节，术后病理都显示为早期肺癌，也就是微浸润腺癌，姐姐术后第二年发现对侧肺又有磨玻璃肺结节出现，定期随访观察一年没有改变，很焦虑，做第二次手术切除后病理显示为原位癌；弟弟术后第二年也发现磨玻璃结节，考虑为原位癌，后来多年没有变化。总之，肺癌术后患者就是高危人群，虽然已经根治切除，但还是应该定期体检，如果出现高度怀疑肺癌的肺结节，尤其是在进展的肺结节，就应该及时手术干预。

27.如何评估多发肺结节是需要手术还是随访观察？

对于单发怀疑肺癌的肺结节可以尽早手术切除，而对多发肺结节更要慎重，尤其是上下肺都有的多发肺结节，手术不可能把肺全切除。如果切除几个肺结节又留几个肺结节，并不能解决所有问题；如果留下来的肺结节又增大了，还是需要再次手术切除。所以一般都是随访观察，等到肺结节发展到必须切除时才尽量切除，同时尽量保留肺组织。

28.肺结节病是我们常说的肺结节吗？

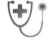

肺结节可能是肺癌、肺炎、肺结核、肉芽肿结节等。有时候人们会混淆肺结节和肺结节病，事实上这是完全不同的两个概念。结节病是一种系统性疾病的名称，是一种原因不明的、累及全身的、多系统的肉芽肿性疾病，临床上最常累及的是肺和肺门淋巴结，也可以累及全身其他多个系统，比如皮肤、眼睛、关节、全身淋巴结等，甚至包括心、肝、肾等器官，侵犯了多个器官的结节病称为系统性结节病，只侵犯了肺的就称为肺结节病。

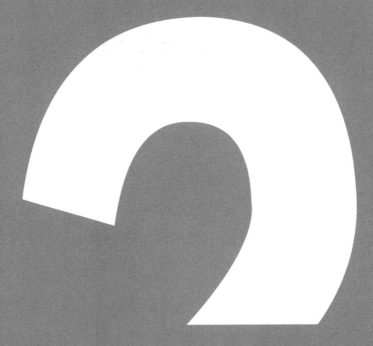

第二篇　与咳嗽相关的那些事儿

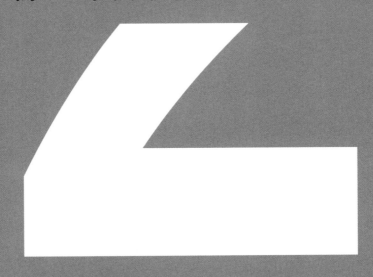

在日常生活中，如果咳嗽不严重，大家都会觉得忍一忍就过去了。有些人甚至咳嗽已经比较严重了，还是会认为这是"小病"，买点止咳药吃就可以了，没有必要去医院。他们自认为不会有什么问题，没有必要究其原因。真的是这样吗？

1. 咳嗽是怎么回事？人为什么会咳嗽？

咳嗽其实是一种保护性的反射动作，是身体自然发生的条件反射，当呼吸道受到灰尘、病毒、细菌等刺激，身体就会自动启动"清除模式"，通过咳嗽来排出这些"侵略者"，好比手碰到滚烫的东西会缩回去、被太阳晒热了会出汗一样。当气管或肺受到外界环境刺激（比如痰、异物），身体就会通过咳嗽的方式，把这些东西"撵"出去，让呼吸道保持通畅，所以咳嗽本质上是对身体的一种保护，但如果咳嗽得太频繁、太剧烈或时间太久，或者咳出太多的痰，那就说明身体出问题了，就要去找医生看看了。

2.咳嗽的常见原因有哪些？

咳嗽是平时常见的一种呼吸道症状，形成咳嗽的原因有很多种，常见原因如下。

（1）呼吸系统感染：由各种病原微生物或寄生虫引发的呼吸系统感染，如急慢性上呼吸道感染、急性气管支气管炎、肺炎、支气管扩张、肺脓肿、胸膜炎、肺结核、肺部真菌感染以及寄生虫病等。

（2）非呼吸系统感染性疾病：包括哮喘、过敏性鼻炎、慢性支气管炎、嗜酸性粒细胞性支气管炎、气道异物、间质性肺病以及肺血管疾病（例如肺栓塞）、支气管肺癌等。

（3）机械性刺激因素：吸入刺激性烟雾或粉尘，或因肺纤维化或肺不张导致气道变形，这些也会引发咳嗽。

（4）过敏：吸入过敏物质，如花粉、毛屑、粉尘等，可能导致咳嗽。

（5）刺激性气体：例如汽车尾气、二氧化硫等可能会刺激支气管，从而出现咳嗽的症状。

（6）肿瘤：患有支气管或肺部肿瘤的时候，可能出现咳嗽、咳痰、咯血等症状。

（7）药物：有些药物会引发不良反应，出现咳嗽症状，例如血管紧张素转换酶抑制剂（ACEI），包括依那普利、贝那普利等。

（8）其他原因：心理性刺激因素、精神性因素也可能引起咳嗽，例如焦虑、紧张等情绪波动可能会引发干咳，或加重器质性疾病所致的咳嗽症状，发病时不仅会出现咳嗽，还可伴有胸闷、气短等症状，但相关检查没有明显异常。

（9）环境因素：周围环境温度下降时，吸入冷空气，可能会出现咳嗽症状。

3.咳嗽也有分类吗？什么叫急性咳嗽与亚急性咳嗽？对应的常见疾病有哪些？

 是的，咳嗽也有分类。通常可以根据咳嗽持续时间和咳嗽性质来分类。急性咳嗽和亚急性咳嗽，是根据持续时间进行分类的，在病因和治疗方法上也有所不同。

（1）急性咳嗽。平时说的急性咳嗽，通常是指持续时间较短的咳嗽，一般在3周内自行缓解。急性咳嗽的常见病因包括感冒、流感、支气管炎、肺炎等呼吸道感染。此外，过敏反应、烟雾刺激、空气污染等因素也可能导致急性咳嗽。对急性咳嗽主要是针对病因进行治疗，首要步骤是确定其病因，并根据具体病因来制订治疗方案。例如，如果是感冒引起的咳嗽，可以采取休息、多喝水和适量使用退热药等对症治疗方法；如果是细菌感染引起的咳嗽，可以使用抗生素治疗；如果是过敏性咳嗽，可以考虑使用抗过敏药物来缓解症状，并避免接触过敏原。

（2）亚急性咳嗽。我们平时说的亚急性咳嗽，通常是指持续时间介于急性咳嗽和慢性咳嗽之间的咳嗽，通常持续3~8周。亚急性咳嗽的常见病因包括哮喘、鼻窦炎、胃食管反流等慢性疾病。此外，长期吸烟、空气污染等因素也可能导致亚急性咳嗽。而咳嗽超过 2 个月就叫慢性咳嗽了，后面会有详细介绍。亚急性咳嗽的治疗通常包括药物治疗和非药物治疗两个方面，需要根据具体病因及病情选择，并在医生指导下使用药物治疗，如止咳药右美沙芬、祛痰药氨溴索、抗炎药布地奈德及支气管扩张剂氨茶碱等；同时非药物治疗也很重要，包括保持空气湿润，多喝水，加强体育锻炼，增强免疫力，避免嗓子过度用力、吸烟和接触有害气体等。

（3）另外，咳嗽按性质还可以分为干咳和湿咳。干咳就是指咳嗽时没有痰或痰量很少；湿咳就是咳嗽时有痰，甚至有脓痰，如果每天咳出痰量大于 10 毫升，就可以认为是湿咳了。如果咳嗽时间大于两周，或者痰量增多、出现脓痰甚至是血痰，这时候就应该到医院看病了，以免耽误病情。

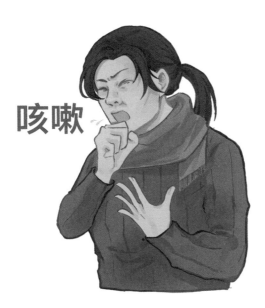

4.最近总是咳嗽，感觉有东西卡在喉咙里，这是怎么回事呢？在饮食上要注意什么？

　　在呼吸科门诊，咳嗽患者基本占1/3。引起咳嗽和异物感的原因有很多种。①呼吸道感染：由病毒、细菌或过敏反应引起的这些感染可能会导致喉咙部位的黏膜充血肿胀，从而引起咳嗽和异物感；②急性咽喉炎或者急性扁桃体炎：可能会出现急性的症状，包括喉咙疼痛、有异物感的咳嗽，这些疾病通常是由病毒、细菌感染所致；③过敏性：因过敏性体质出现咽痒、咳嗽，患者在脱离环境、吃点抗过敏药物后症状可能就会好转，也有人会自行缓解；④异物：平时从没有慢性咳嗽，最近新出现咳嗽、咽痛，感觉有东西卡在喉咙里，也有可能是鱼刺、食物残渣等异物卡在咽部而导致咳嗽。

　　另外，咳嗽期间，避免食用可能加重咳嗽的辛辣油腻食物。保持充足的水分摄入，注意休息，避免过度劳累。可以尝试以食物来缓解症状，冰糖雪梨、白萝卜炖蜂蜜、川贝炖雪梨等都有润肺止咳效果。请记住，这些食物可能有助于缓解咳嗽，但如果症状持续不减或者加重，或者出现呼吸困难等更严重的症状，应及时就医，由专业医生进行诊断和治疗。

咳嗽一直好不了该怎么办？

5.咳嗽好多天，反反复复不见好，该怎么办？

针对这种情况，需要分析一下具体情况。急性咳嗽的最常见病因是普通感冒和急性气管支气管炎，这些大多是病毒感染导致的，治疗上一般以对症治疗为主。但如果患者本来就有基础疾病，如慢阻肺、支气管扩张、哮喘，甚至呼吸衰竭、心力衰竭，而且近几年还因为急性发作而住院治疗过，这时候要及时去医院，防止病情加重。如果咳嗽的同时出现痰量多，甚至有咯血、胸闷、胸痛等情况，感觉症状越来越重，这时候肯定要及时去医院，可能不仅仅需要做血常规了，要根据医生建议，选择合理的相关检查，如血常规、心电图、胸部 CT、鼻窦 CT、肺功能检查、变应原皮试和血清 IgE 检查等。

6.咳嗽到什么程度需要去医院诊疗？

这主要还是看咳嗽的情况，如果咳嗽症状在逐渐好转，就不需要去医院了。当咳嗽症状持续不缓解，特别是在有以下情况的时候，如咳嗽持续时间超过 2 周，咳嗽伴有发热、胸痛、浓痰、咯血，甚至胸闷气喘，或者以前有慢性疾病，这次急性加重了，或者咳嗽伴有不明原因的体重下降等，这时请不要犹豫，要及早去医院寻求帮助，以免延误病情。

与咳嗽相关的那些事儿

第二篇

7.流行性感冒和普通感冒引起的咳嗽如何区别？

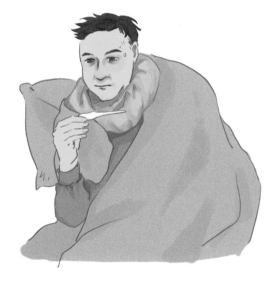

普通感冒与流感都可以引起咳嗽，但其咳嗽的特点不同。①普通感冒是一种常见的急性上呼吸道病毒感染性疾病，多由鼻病毒、呼吸道合胞病毒引起，以散发为主。普通感冒主要以上呼吸道卡他症状为主，咳嗽前多伴有鼻塞、流涕、咽痛咽痒等症状，痰少，一般没有全身症状，且有自限性，绝大多数患者5~7天自行缓解。②流行性感冒，简称流感，是由甲、乙、丙三型流感病毒引起的一种急性呼吸道疾病，属于丙类传染病，冬春季节多见。它除了有上呼吸道卡他症状以外，还伴有高热、肌肉酸痛、乏力等全身症状，有较强的传染性，近期与患者密切接触的人也可出现咳嗽、发热症状。

8.体质弱，稍微受凉就会咳嗽，这种情况下要尽早吃止咳药吗？

咳嗽时是否需要立即使用止咳药，取决于咳嗽的类型和严重的程度。一般来讲，如果是轻微咳嗽，不影响日常生活和睡眠，通常不需要立即使用止咳药，因为咳嗽在本质上是对机体的一种保护，可以通过多饮水、保持室内湿度等非药物方法来缓解。但咳嗽是一种保护性的反射动作，也可能会把气管病变扩散到邻近的小支气管，使病情加重。另外，持久剧烈的咳嗽会影响休息，还易消耗体力，并可引起肺泡壁弹性组织被破坏，诱发肺气肿。特别是合并发热、呼吸困难、胸痛等，这时就要查明原因，然后针对病因治疗，并在医生的指导下使用止咳药，以确保安全和有效。如咳嗽是由于细菌或者病毒感染引起的，可能需要使用相应的抗生素或者抗病毒药；如果咳嗽是由过敏引起的，可能需要使用抗过敏药物；对于干咳，可以考虑使用中枢性镇咳药，如右美沙芬或喷托维林，这些药物可以直接抑制咳嗽中枢，减轻咳嗽症状；如果痰多，一般情况下不用镇咳药。因为咳嗽是一种保护措施，通过咳嗽可以排出气道分泌物、异物等，如果使用镇咳药起到镇咳作用，痰液咳不出来，反而可能会加重病情。

另外要注意，一是不要长期服用止咳药，以免产生依赖性或者其他副作用；二是不要自行混合使用多种止咳药，以免药物相互作用导致不良反应；三是在使用止咳药后不要立即大量饮水，以免降低药物的效果；四是在使用任何药物之前最好先咨询医生或药师，以确保适合自己的病情，并掌握正确的用药方式和剂量。

9.感冒咳嗽好几天不见好转，用抗生素能快点好吗？

有些人习惯在感冒后输液和使用抗菌药物，其实这是错误的，因为普通感冒是一种自限性疾病，原则上不需要使用抗菌药物。急性咳嗽多数是由感冒引起的，感冒的病因是病毒，使用抗菌药物是无效的。亚急性咳嗽是由非特异性炎症导致的气道黏膜水肿引起，所以也不需要抗菌药物。只有当医生怀疑患者合并感染时，如怀疑细菌、支原体、衣原体感染时，才可由医生决定是否能使用抗菌药物。为了便于判断，我国咳嗽指南还把咳嗽分类为干咳和湿咳。干咳表现为无痰，一般不会是细菌感染引起，不建议使用抗菌药；如每天痰量>10毫升，称为湿咳。单纯白痰合并大量黄脓痰时，考虑可能合并细菌感染，建议使用抗菌药物。不要擅自使用抗生素，特别是慢性咳嗽，极少需要抗生素。

10.最近流感很多，需要提前吃点奥司他韦预防吗？

不需要。通常不建议将奥司他韦作为预防药物提前服用。它主要用于治疗已感染流感病毒的患者，尤其要在发病48小时内开始服用以达到最佳疗效。虽然在某些特定情况下，如处于流感高发期或是密切接触者，可以在医生指导下适当提前使用，但长期服用可能导致病毒产生抗药性，因此应谨慎使用。

成年人或13岁以上的儿童，可以在医生指导下提前服用奥司他韦来预防流感，但对于13岁以下的儿童不推荐这样做。此外，奥司他韦的副作用相对较多，包括胃肠道反应、头痛、头晕等，因此建议在饭后服用以减少不良反应。

总之，奥司他韦的预防使用应当在专业医生的指导下进行，以确保安全性和有效性。同时，预防流感的更有效方式是接种流感疫苗，并养成良好的个人卫生习惯。如果担心感染流感，建议咨询医生以获取个性化的医疗建议。

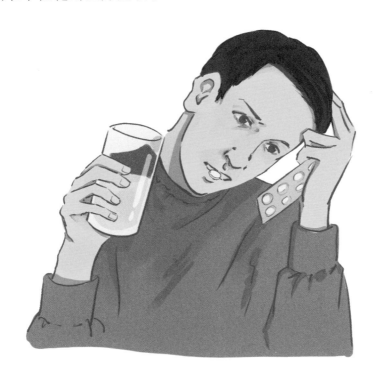

11. 得了急性支气管炎，需要使用抗菌药物吗？

　得了急性支气管炎是否需要使用抗生素，主要取决于其病因和病情严重程度。对于轻微咳嗽，可选择观察；如果是由细菌感染引起的急性支气管炎，如出现黄脓痰，可酌情考虑使用抗菌药，常用的抗生素包括青霉素类、头孢类、大环内酯类等；如果急性支气管炎是由病毒引起的，那么抗生素对其无效。此外，即使是细菌性急性支气管炎，也不需要长期使用抗生素，治疗时间通常取决于感染的严重程度和患者的反应。

12. 感冒后急性咳嗽，雾化吸入激素治疗有用吗？

感冒咳嗽时吸入激素是否有用，主要取决于咳嗽的原因和类型。如果咳嗽是由于哮喘或过敏性因素引起的，吸入激素可能有助于减轻炎症反应，从而缓解咳嗽；如果咳嗽是由病毒感染引起的普通感冒导致的，通常建议采取对症治疗措施，并避免使用不必要的激素，如短期应用减充血剂、解热镇痛药和镇咳药物，可能更为合适。

13. 为什么有时咳嗽让人感觉像是要把肺咳出来？

这是因为咳嗽时，肺部会产生强大的气流，这股气流可以帮助患者将痰液和其他异物从呼吸道中排出。但是，这个过程可能会让人感到胸部不适，甚至有些人会觉得像是要把肺咳出来一样。

14. 为什么有时候咳嗽会让人感觉头晕？

咳嗽时感到头晕的原因很多。首先，剧烈的咳嗽会导致胸腔内压力突然增高，这种压力的变化可能影响头部的血液循环，导致

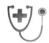

血液在头部积聚，增加颅内压力，从而引发头晕感；其次，咳嗽可能导致呼吸功能紊乱，进而引起缺氧，由于血液中缺氧导致脑细胞供氧不足，也会出现头晕。另外，咳嗽可能会触发脑部血管的痉挛，特别是有些人之前有脑血管狭窄的病史，咳嗽可能会加重脑供血不足，进一步加剧头晕的症状。此外，如果咳嗽是由呼吸道感染引起的，感染可能扩散到内耳，导致内耳压力变化，也可能在咳嗽时出现头晕的症状。

如果患者经常在咳嗽时感到头晕，建议咨询医生进行详细检查，以确定是否存在潜在的健康问题，并获得适当的治疗建议。

15.为什么有时候咳嗽没有痰，有时候会咳出很多痰液？

咳嗽伴有痰，一般是因为呼吸道受到了一定的刺激或感染。这种刺激或感染是细菌、病毒、真菌等病原体，或环境因素如烟雾、尘埃等引起的。呼吸道受到刺激时会产生额外的分泌物，这些分泌物混合着灰尘和其他杂质形成痰液，人们通过咳嗽将其排出体外。咳嗽伴有痰的情况可见于很多疾病，包括急性或慢性支气管炎、肺炎、支气管扩张症、肺结核、肺脓肿等，这些疾病都可能导致呼吸道黏膜发炎，产生大量分泌物，从而引起痰液积聚。

如果经常咳嗽并伴有咳痰，建议咨询医生进一步检查和治疗。医生可能会建议做胸片或CT扫描，以及肺功能测试，以帮助确诊病因，并根据具体情况制订治疗计划。同时，患者要保持良好的生活习惯，如戒烟、避免接触有害物质，这也有助于减轻呼吸道不适的症状。

16.什么叫感染后咳嗽？常见病因是什么？

 所谓感染后咳嗽，顾名思义，就是之前得了急性呼吸道感染，后来感染没有了，但还一直咳嗽。这大多数是刺激性干咳，有时候有少量白色黏液痰，拍片子也没有问题，一般都是病毒感冒引起的，因此又被称为"感冒后咳嗽"。所以有人常常说：真怕感冒，一感冒就得咳嗽几个月。每到秋冬季节，流感、支原体感染、新型冠状病毒感染等此起彼伏，所以很多人常会感觉一转身都能碰到一个咳嗽的人。

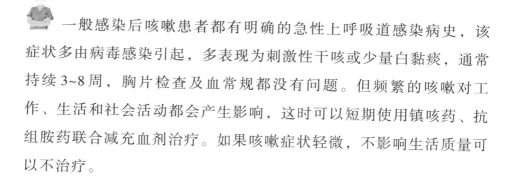 17.都说感染后咳嗽有自愈性，那么哪种状态需要治疗呢？

 一般感染后咳嗽患者都有明确的急性上呼吸道感染病史，该症状多由病毒感染引起，多表现为刺激性干咳或少量白黏痰，通常持续3~8周，胸片检查及血常规都没有问题。但频繁的咳嗽对工作、生活和社会活动都会产生影响，这时可以短期使用镇咳药、抗组胺药联合减充血剂治疗。如果咳嗽症状轻微，不影响生活质量可以不治疗。

18. 已经吃了很多消炎药、止咳药和化痰药，但为什么还是有断断续续的咳嗽？

吃药确实是治疗咳嗽的重要手段，但有时候可能需要一点耐心才能见效。也许患者的身体正在跟那些"敌人"进行一场持久战，所以需要一点时间来决出胜负。同时，也可能是因为身体需要更多的"弹药"来支持战斗。另外吃药是否规范，漏服或者少服都会影响效果，还要排除是否合并呼吸道感染，如支气管炎、肺炎甚至肺结核。所以不妨跟医生沟通一下，看看是否需要调整治疗方案。

19. 为什么晚上咳嗽会加重，白天反而轻一点？

一般情况下睡眠能够抑制咳嗽，但也有些病情不一样。晚上躺下时，呼吸道分泌物更容易积聚在气道内，刺激呼吸道引发咳嗽，而有些咳嗽在特征上就是夜咳明显一些，比如：咳嗽变异性哮喘、上气道咳嗽综合征、慢性阻塞性肺疾病、间质性肺病、囊性肺纤维化、肺结节病等。还有些人患有胃食管反流，这种病也会诱发夜间咳嗽加重。

20. 听说咳嗽会传染给别人，这是真的吗？

一般来说，咳嗽本身并不是传染病，但如果咳嗽是由某些传染性疾病引起的，就可能传染给别人，如感冒、流感、肺炎、百日咳、肺结核等，这些疾病通常通过飞沫传播，就是在咳嗽或打喷嚏的时候，喷出带有病原体的微小飞沫，可以被周围的人吸入，从而传染给别人。

所以，为了大家的健康，患者要尽量避免在人群密集的地方咳嗽；或者佩戴口罩，以减少飞沫传播的风险；或者使用纸巾捂住口鼻，咳嗽后及时丢弃纸巾并洗手；保持室内通风，经常开窗换气，减少病毒在室内的存留。

21. 经常咳嗽，会不会得慢性支气管炎？

咳嗽并不一定意味着患有慢性支气管炎。慢性支气管炎是一种长期反复发作的炎症性疾病，通常伴随着咳嗽、咳痰等症状，如果这些症状持续存在，尤其是每年持续反复发作3个月以上，连续2年以上，那么可能被诊断为慢性支气管炎。然而，咳嗽也可能是其他疾病引起的症状，如上呼吸道感染、过敏性咳嗽、支气管扩张症、肺结核等。

如果经常咳嗽，建议前往正规医院呼吸科就诊，以便由专业医生进行全面评估和诊断。医生可能会询问患者的具体症状、病史，并安排一些检查，如胸片检查或 CT 扫描，以帮助确定咳嗽的原因，并根据病因给予具体的治疗方案，可能包括抗感染、镇咳、祛痰、平喘等药物治疗。此外，改变生活习惯，如戒烟、保持良好的室内环境

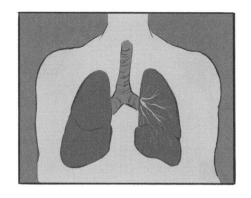

卫生、适量运动和均衡饮食，也是预防和管理慢性支气管炎的重要措施。

 22.咳嗽几个月了都没好，会得肺结核吗？有家族病史，会遗传吗？

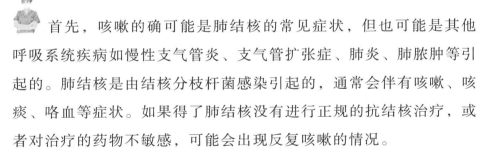 首先，咳嗽的确可能是肺结核的常见症状，但也可能是其他呼吸系统疾病如慢性支气管炎、支气管扩张症、肺炎、肺脓肿等引起的。肺结核是由结核分枝杆菌感染引起的，通常会伴有咳嗽、咳痰、咯血等症状。如果得了肺结核没有进行正规的抗结核治疗，或者对治疗的药物不敏感，可能会出现反复咳嗽的情况。

因此，如果咳嗽症状持续不能缓解，或者服用止咳、化痰药物都不见好，建议患者及时去医院就诊，进行必要的检查，如胸片检查或 CT 扫描、送痰做化验及培养等，以便医生能够准确诊断并制订适当的治疗计划。如果真的被确诊为肺结核，比如痰中检查出结核分枝杆菌、气管镜灌洗液培养出结核分枝杆菌、肺穿刺病理提示结核分枝杆菌感染，或者经呼吸科专业医生诊断为肺结核，就不能

讳疾忌医，一定要遵医嘱进行长期的抗结核治疗，通常包括多种药物的组合治疗，以确保彻底消灭结核菌，防止复发。

另外，肺结核在病情未控制之前，的确是可以通过呼吸道人传人，但它不是基因遗传造成的。

23.平时干咳，从来不喘，竟被怀疑为哮喘，是医生搞错了吗？

这种情况被诊断为哮喘是有可能的，有一种哮喘叫"咳嗽变异性哮喘"，它是一种非典型哮喘，主要表现为咳嗽，甚至是以咳嗽为唯一或主要临床表现，通常为刺激性干咳，比较剧烈，以阵发性夜间及凌晨咳嗽为重要特征，而喘憋并不明显。哮喘的明确诊断需要依靠支气管舒张试验或支气管激发试验。如果哮喘诊断明确，就要去医院治疗，控制病情。

24.咳嗽好几个月了，吃点药没好几天又咳嗽，是得了慢性支气管炎或慢阻肺吗？

咳嗽时间长不一定就是得了慢性支气管炎或慢阻肺，有些人因感染而咳嗽，能持续3~8周，有些人咳嗽很顽固，甚至会发展为慢性咳嗽，需要寻找其他病因。这时候可以做胸部CT看肺上有没有病灶，如肺炎、肺结核，甚至肺癌；如果片子没有问题，建议做肺功能检查以明确诊断，因为肺功能检查是诊断慢阻肺的"金标准"。

患者平时办理慢阻肺的慢性病卡，也需要向医保办提供这个肺功能报告。

25.咳嗽多久需要做胸部CT检查？

咳嗽是否需要做胸部CT检查，以及什么时候做胸部CT，取决于咳嗽的原因和持续时间。一般来说，如果咳嗽持续时间超过两周，尤其是伴有咳痰加重、痰中带血、胸闷气喘、胸痛、发热、盗汗、乏力等症状，这时应尽快进行胸部CT检查以排除肺部疾病的可能。此外，对于有基础疾病的人群，如老年人、慢性阻塞性肺疾病、支气管疾病、肺癌、心力衰竭、肾功能衰竭等患者，如果出现咳嗽、咳痰症状，也应考虑尽早进行CT检查。

在决定是否进行胸部CT检查时，医生会综合考虑患者的整体状况和症状以及可能的风险。如果患者的咳嗽症状持续不减或有所恶化，建议及时就医，以便医生根据具体情况给出专业的建议。

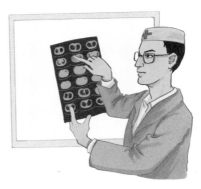

26.只是咳嗽，为什么要做心电图呢？

放心，医生没有搞错。因为有时咳嗽可能是由于心脏疾病引起的，咳嗽时进行心电图检查，主要是为了排除或确认是否存在心

与咳嗽相关的那些事儿

第二篇

43

脏疾病。例如，心肌缺血或心肌梗死可能导致胸痛，这种疼痛有时可能被误认为是咳嗽引起的。特别是在伴有胸闷、呼吸困难、心跳加速等症状时，心电图检查尤为重要，因为这些症状可能表明心脏存在异常，需要通过心电图等检查来进一步评估。如果心电图检查结果显示异常，医生可能会建议做进一步检查，如脑钠肽前体、心肌酶谱、心脏超声等，以明确诊断，并制订适当的治疗计划。

因此，如果患者咳嗽伴有上述症状，或者既往有心脏疾病史，一定不要隐瞒，要及时告知医生，并听从医生的建议进行心电图检查，以确保没有其他潜在的健康问题。

新冠病毒感染后咳嗽的发生机制与普通感冒咳嗽的机制是类似的，本质上都是肺部与气道炎症，增强了咳嗽敏感性。如果一定要说区别，病毒感染后的咳嗽有以下特点：持续时间较长，夜间明显，除了咳嗽以外还可能有喉咙痛、持续发热、胸痛、呼吸困难、腹泻、恶心等，相比之下普通感冒引起的咳嗽在时间上会短暂一些，症状相对也要轻一些。如果患者感到咳嗽症状持续不缓解，甚至有加重的趋势，建议及时就医，以便获得准确的诊断和适当的治疗，同时保持充足的水分摄入，避免吸烟和接触二手烟，这些措施有助于缓解咳嗽症状。

28. 提高免疫力的药物对感染引起的咳嗽有用吗？

免疫力是人体自身的防御机制，提高免疫力的药物可以增强人的免疫力，减少感冒发生率，但对多种因素引起的感染后咳嗽不一定有效。

提高免疫力的药物可以增强身体对抗病原体的能力，而不是直接治疗已经存在的咳嗽。而咳嗽可能是由于多种原因引起的，包括感染（如细菌或病毒感染）、炎症（如咽喉炎、支气管炎、肺炎）、过敏反应等。治疗咳嗽的方法应该针对其具体原因。

总的来说，提高免疫力的药物并不直接针对感染后的咳嗽，而是通过增强免疫系统的整体功能来帮助身体抵抗病原体。如果患有咳嗽，最好咨询医生以获取针对具体情况的治疗建议。

29. 为什么有些人胸部手术后出现咳嗽？如何治疗？

（1）胸部手术后咳嗽的原因。胸部手术后咳嗽很常见，很多因素都会导致患者咳嗽。手术本身对呼吸道的刺激以及感染、胸腔积液、肺部损伤等可导致咳嗽；手术过程中可能会对气道黏膜造成损伤，术后可能会出现刺激性咳嗽；如果术中刺激到膈神经，或者缝线等异物刺激到胸膜，也会使身体产生刺激性咳嗽。每个人状况不一样，有的人术后咳嗽几天就好了，有的人可持续一年。有报道说术后咳嗽与术式有关，多见于肺楔形切除、肺段切除或肺叶切除。

（2）胸部手术后咳嗽的治疗方法。治疗胸部手术后咳嗽的方法需要根据具体原因来决定。①如果是由于手术刺激引起的咳嗽，可以适当休息，进食易消化、有营养的食物，等身体恢复好了咳嗽也自然而然地好了。②如果是由于感染引起的咳嗽，应当做痰培养加药敏试验，根据检查结果配合医生使用抗生素进行治疗。③如果肯定是由胸腔积液引起的，建议在医生的帮助下进行胸腔穿刺、引流，促进身体好转。④如果咳嗽较为剧烈，可遵医嘱采用短期少量镇咳药物治疗；如果长期轻度咳嗽，建议加强营养，加上适当的康复锻炼，包括呼吸训练、针对肩部和胸部肌肉的伸展运动，增强体质，也有助于身体恢复。

❓30.有些人戒烟后出现咳嗽加重，再次吸烟后咳嗽反而缓解，这是怎么回事呢？

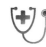

（1）戒烟后咳嗽加重的原因。戒烟后咳嗽加重通常是因为身体正在开始恢复。之前长期吸烟，烟草烟雾会麻痹并破坏呼吸道中的纤毛，这些纤毛负责清除肺部的黏液。当停止吸烟后，这些纤毛会再生并恢复其清洁功能，原来被分泌物覆盖的咳嗽感受器兴奋性增加，这个过程可能会导致暂时性咳嗽更厉害，一般来讲这种咳嗽持续时间不会太长，大多数在戒烟2个月后会逐渐消失，但是也有人咳嗽持续时间长达一年，但最终咳嗽通常会自行消失。

（2）恢复吸烟后咳嗽反而缓解的原因。吸烟后咳嗽反而缓解，可能是由于尼古丁对咳嗽反射的短暂抑制作用。尼古丁是烟草中的一种活性成分，它能够暂时抑制神经系统的某些信号传递，包括咳嗽反射。因此，一些人在吸烟时可能会感到咳嗽症状有所减轻。然而，这种缓解是暂时的，而且长期吸烟会对呼吸系统造成损害，增加患上各种呼吸道疾病的风险。

此外，长期吸烟者的呼吸道黏膜可能已经适应了烟草烟雾中的有害物质，因此在戒烟初期，这些物质不再存在，呼吸道黏膜可能会产生一系列不适反应，包括咳嗽。这种咳嗽通常是身体在排毒和修复过程中的自然反应，随着时间的推移，咳嗽症状通常会逐渐减轻并最终消失。

需要强调的是，尽管短期内吸烟可能会缓解咳嗽，但这绝不意味着吸烟有益于健康。相反，吸烟会带来许多严重的健康问题，包括心脏病、中风、肺病和多种癌症。因此，强烈建议患者戒烟，以改善整体健康状况。

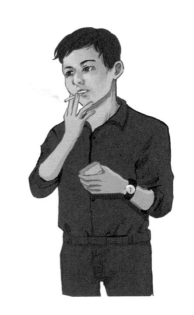

得了肺癌还能活多久？

第二章
慢性咳嗽总好不了，该怎么办？

1.咳嗽多久是慢性咳嗽？需要进行胸部影像学检查吗？

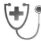

慢性咳嗽指超过 8 周的咳嗽。经历长时间的咳嗽，相信很多人都会自己购买抗生素、止咳药口服，但有一部分人经过反复治疗还不能缓解，确实令人头疼。这时候就需要进行胸部影像学检查，包括 X 线胸片和 CT 检查，这会帮助医生找出咳嗽的"幕后黑手"，辅助医生进行病因诊断和鉴别诊断。对于肺部发现病灶的，进一步查明病灶的性质，如肺炎、肺结核、支气管扩张、肺部肿瘤等；对于肺部没有活动性病灶的，要按照我国咳嗽诊治指南中慢性咳嗽病因诊断流程进行鉴别诊断。

2.久咳查胸部CT没有发现活动性病灶该怎么办？

咳嗽一直纠缠不休，让人烦躁不已，这时患者可能会忍不住去做个胸部CT，心想要是啥病灶没发现，是不是就可以高枕无忧了呢？但胸部CT没病灶，只代表肺部没有活动性病灶或结构性的破坏，也可能是支气管出问题了，或者是鼻咽部、胃部、过敏性甚至心理性问题在作祟呢！想要真正找到问题的根源，还得深入调查一番，医生除了仔细询问患者的病史、症状，还会建议做个细致体检，不放过任何蛛丝马迹，接下来，再根据这些线索，完善相关检查，比如肺功能检查、支气管镜检查、鼻窦CT检查、食管反流监测、变应原皮试以及心功能检查等。

3. 咳嗽久了会不会变成肺炎？会不会传染？

别担心，其实咳嗽本身并不会把肺"咳"成肺炎哦！咳嗽只是一种症状，很多呼吸系统疾病都会引起咳嗽，包括感冒、上呼吸道感染、肺炎等。咳嗽就像身体的小喇叭，"提醒"我们可能呼吸系统出问题了，需要关注了。肺炎则是一种由细菌、病毒或其他病原微生物引起的肺部感染性疾病，咳嗽、咳痰是它的常见表现。

当咳嗽时间较久，且伴有其他症状如发热、咳痰、胸痛、呼吸困难等，这提示可能患上了肺炎，也可能是其他肺部疾病，需要进一步检查确定。并不是咳嗽导致了肺炎，而是因患上了肺炎

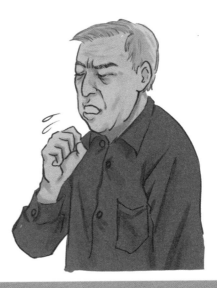

才出现咳嗽症状。如果不是病原微生物感染引起的咳嗽，是不会传染的，大家不必过度担心。

4.久咳不愈背后的元凶是什么?

咳嗽久了会造成身心疲惫，严重影响生活质量，要想彻底治好它，就需要查明背后的元凶。如果拍胸片和CT检查发现异常，通过实验室检查、支气管镜、肺穿刺活检等手段可以进一步查明病因。但对于那些影像学正常的慢性咳嗽，明确病因就比较困难，可能会涉及其他系统。首先要考虑以下几种疾病，如咳嗽变异性哮喘、上气道咳嗽综合征、胃食管反流性咳嗽、嗜酸粒细胞性支气管炎、变应性咳嗽，另外还有少数降压药和其他药物诱发的咳嗽、心理性咳嗽等。

5.咳嗽一定是肺部出问题了吗?

在大多数人的观念中，只要一咳嗽就会想到肺或支气管出问题了，其实不然，咳嗽还和人体其他器官系统有关系。比如变应性鼻炎、鼻窦炎出现了鼻后滴流的情况，就会引起频繁咳嗽伴有鼻塞、鼻痒、流鼻涕等；慢性咽喉炎的患者也会经常出现表浅咳嗽；有些胃食管反流患者吃得很饱或吃了油腻的食物后也容易出现咳嗽；还有人在服用一些降压药后出现咳嗽，停药即缓解，也要当心是药物引发的咳嗽；还有人因为紧张、焦虑出现咳嗽。这些疾病都不是肺部问题。

6. 感冒后咳嗽为何久治不愈？

大家是不是都经历过感冒后鼻塞、流涕、咽痛症状缓解了，但咳嗽症状一直存在的情况呢？这是因为支气管被病原微生物攻击后，支气管黏膜受损，黏膜下感觉神经末梢就暴露出来了，支气管就会变得比平时敏感、娇气，一旦受到冷空气、粉尘、烟雾、刺激性气体、运动等刺激，就很容易引起刺激性咳嗽。甚至只要一讲话，就想咳嗽。

这种咳嗽不需要使用抗菌药物，一方面，要积极治疗感冒本身，应用止咳药物，促进呼吸道黏膜的修复；另一方面，要排查是否存在潜在的呼吸道疾病或过敏因素，并采取针对性的治疗措施。感冒后长时间咳嗽不用焦虑，大多数人通过适当的治疗和护理，都能够战胜这个顽疾。

7. 过敏体质的人为何易患咳嗽？

其实这都是因为特异体质的人在遇到过敏原时，生理功能和自我调适能力相对低下，导致对过敏原的反应性增强。当呼吸道受到花粉、尘螨、动物皮毛等过敏原的刺激，呼吸道黏膜可能会发生充血、水肿等炎症反应，从而引发刺激性咳嗽。尤其在春季，这些过敏原一不留神就"闯进"身体里，让人咳不停。过敏性哮喘、过敏性鼻炎、变应性咳嗽这些导致慢性咳嗽的疾病都和过敏相关，不过别担心，只要做好防护，出门戴口罩，避免接触过敏原、保持室内清洁，还是可以避免咳嗽的。

 8.咳嗽不气喘为何被诊断为哮喘？

大家印象中的支气管哮喘是不是都会有胸闷、气喘、呼吸困难症状呢？其实也有不喘的哮喘。哮喘偶尔也会和我们"玩点小花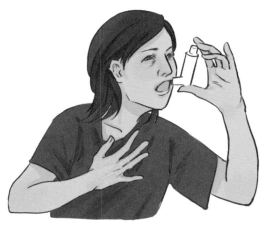样"，只是咳而没有气喘的表现，这就是咳嗽变异性哮喘，是哮喘的一种特殊类型，由过敏原、感冒、冷空气及油烟等诱发或加重咳嗽，主要表现为刺激性干咳，夜间及凌晨症状明显。咳嗽是其唯一或主要的症状，没有喘息、气促。

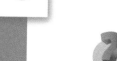 **9.慢性咳嗽为何要治疗胃病？**

咳嗽和胃病怎么会扯上关系呢？其实这是一种叫"胃食管反流性咳嗽"的疾病。胃酸和其他胃内容物反流进入食管，它们会刺激食管、咽部还有气道，导致不停咳嗽。不要小瞧它，它可是慢性

咳嗽的常客之一，隐藏很深，容易被误诊。在你遇到美食忍不住吃撑的时候，或者进食酸性、油腻食物时容易诱发或加重咳嗽。此外这种咳嗽还会伴有胸骨后烧灼感，就像喝了一杯高度白酒的感觉，还会出现反酸和嗳气的情况。

要想根治胃食管反流性咳嗽，必须多管齐下：调整生活方式，不要吃完饭就躺下，抬高床头，减重，避免剧烈运动；改变饮食习惯，不要进食过饱，不要睡前进食，避免酸性、辛辣、油腻食物；服用促进胃动力和抑制胃酸分泌的药物。

10. 春季为何容易出现咳嗽？

 随着春季气温的回升，空气湿度也逐渐增加，细菌、病毒们开始繁殖起来。气温忽冷忽热，让人体的免疫力易下降，人们一不小心就会感染细菌、病毒，咳嗽也就跟着来了。

而且春季还是个"花粉派对"的季节，花粉草粉们随风起舞，飘得到处都是，小动物们也都活跃起来，毛屑也跟着四处飞扬，再加上天气转暖，尘螨、霉菌孢子也开始增多，它们都可能是过敏原。对于过敏体质的朋友来说，这简直就是一场灾难，过敏性鼻炎、过敏性哮喘纷纷找上门来，咳嗽也就成了家常便饭。

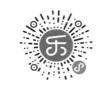

春季如何预防呼吸道疾病？

11. 春季慢性咳嗽患者如何安全出行？

首先外面空旷的地方温度会低一些，冷风一吹，呼吸道受到刺激，咳嗽就容易找上门，所以出门时要记得戴好口罩，保暖工作要做好。还有个人卫生也很重要，咳嗽时应尽量遮住口鼻，避免病菌通过飞沫传播；接触公共物品后，记得勤洗手，这样病菌就无处藏身啦！

其次如果是过敏体质，吸入花粉就容易咳嗽，所以要尽量避开花草特别多的地方。另外，春天小动物、禽类也都活跃起来，它们的毛屑也可能是过敏原，所以尽量不要去招惹它们。如果想野餐烧烤的话，要记得避开烟雾，否则呼吸道被刺激也会引起咳嗽加重。

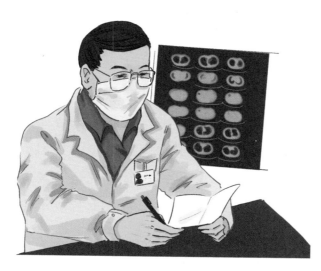

最后，别忘了随身带些止咳药、平喘药、抗过敏药等，以备不时之需。只要做好准备，就能尽情享受大自然的美景。

12. 咳嗽为何夜间加重？

夜间咳嗽的"幕后黑手"可真不少呢！当患者躺下进入梦乡，体位一变动，支气管里的黏液就引流聚集在一起，引起咳嗽，尤其是对于慢性气道疾病患者，迷走神经在夜间特别活跃，容易导致支气管"抽筋"，睡觉时气道变得更敏感，稍有风吹草动就会咳嗽连连。心脏疾病患者也要留意，睡觉时回心血量增多，心衰可能悄悄加重，肺部就会出现"淤血"，咳嗽就不可避免了。如果睡前吃了顿大餐，尤其是吃了那些辛辣、油腻的食物，胃食管反流就会来"捣乱"，它会刺激咽喉黏膜，导致夜里咳嗽个不停。过敏体质患者要注意，睡觉时不要抱着毛绒玩具、枕头，这些地方是螨虫的藏身之处，易引发过敏性咳嗽。

13. 慢性咳嗽有哪些危害？

慢性咳嗽悄悄地在夜晚肆虐，让人辗转反侧，夜不能寐。白天咳嗽后遗症就开始作祟，让人疲惫不堪，注意力无法集中，严重影响工作和学习。

更糟糕的是，慢性咳嗽还可能让原本的肺部慢性疾病雪上加霜，让肺功能逐渐下降，病情愈演愈烈。咳嗽和气喘还会给心脏添乱，一不小心就可能引发高血压、心律失常等心脏病。长期咳嗽简直就是心灵的折磨，让人焦虑不安，烦躁不已，影响心理健康。特别是妇女们，长期咳嗽还可能导致尿失禁，真是苦不堪言。此外，慢性咳嗽还是抗生素滥用的"重灾区"，让人们在经受咳嗽折磨的同时还要面临药物滥用的风险。

14.慢性支气管炎引起的咳嗽、咳痰还能治好吗？

慢性支气管炎其实是由感染或者非感染因素导致的支气管慢性炎症。它可是呼吸系统里的"常客"，喜欢找上年纪的朋友，尤其是那些爱抽烟或经常跟有害气体打交道的人。它主要表现为慢性咳嗽、咳痰，在早上醒来时明显。

治疗第一步，先要把烟戒了，同时有害气体和颗粒也得避而远之，这样才能让支气管黏膜少受点罪，咳嗽、咳痰也能减轻点。一旦发生呼吸道感染，要快速合理地用上抗生素、止咳化痰药，把痰液给引流出来，这样才能早点把症状控制住。

当然除了治疗，还要注意锻炼身体，增强体质。入冬前别忘了接种流感疫苗，预防感冒，这样才能减少慢性支气管炎的急性加重。虽然它是种慢性病，但只要我们积极配合医生的治疗，调整健康的生活方式，就能有效地缓解咳嗽、咳痰症状，控制病情。

15.吸烟会加重咳嗽吗？有人说一旦戒烟反而容易得病？

香烟中的有害物质如尼古丁和焦油等，悄悄地刺激呼吸道，造成支气管黏膜损伤，引发急性咽喉炎，加重慢性支气管炎、肺气肿的病情，还增加罹患肺癌的风险，这些疾病都会让人咳个不停，所以吸烟真的会让咳嗽加重。

可能有些人会纳闷，怎么吸了几十年的烟，戒烟后反而生病了呢？其实这是因为有些人太依赖尼古丁了，戒烟后短期内会感觉不舒服，失眠、焦虑、烦躁都找上门来，进而免疫力下降，生病的风险就增加了。有些人已有潜在疾病，吸烟感觉不适而戒烟，在戒烟后疾病被确诊。还有些人戒烟后喜欢用零食来代替香烟，吃得多容易导致肥胖、糖尿病。另外，长期抽烟的人本来就是肺癌的高危人群，可能在吸烟几十年后就已经有潜在肺癌了，戒烟后诊断出肺癌，可不能怪戒烟哦！

虽然在戒烟早期一般人都会感觉身体有些不适，但长远来看，戒烟绝对是对心肺健康大有好处的。

怎样预防春夏交替频发的哮喘疾病？

第三章
哮喘与咳嗽的那些事儿

 1. 哮喘会传染吗？

支气管哮喘是不会传染的，没必要害怕。这种病要是控制得好，可以跟正常人一样生活；要是控制得不好，急性发作比较严重又没有得到及时救治的话，会引起呼吸困难甚至死亡，比如歌后邓丽君就是因此病急性发作去世的。

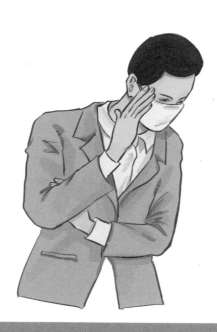

哮喘是一种慢性气道炎症性质的疾病，会出现气道反复发作性狭窄和气道高反应性，表现为呼气的时候出现类似于吹哨子或者拉风箱的声音，夜间或清晨会咳嗽和胸闷。

虽然哮喘这种病不传染，但客观地说，在哮喘发作的时候可能会出现咳嗽、打喷嚏，从而释放病毒或细菌，这些病毒或细菌可能会传播给他人，导致感冒或其他呼吸道疾病。

2.支气管哮喘是由什么引起的?

　　支气管哮喘的原因比较复杂。哮喘并不一定会遗传给下一代，但是如果直系亲属中有哮喘或其他过敏性疾病的成员，那么这个人患哮喘的风险会增加。还有，如果对花粉、尘螨、宠物皮屑等过敏原有高反应，又经常暴露在这些环境中，同时空气污染、化学物质、烟草烟雾等环境因素也可能刺激气道，这些外界因素都可能会引起哮喘发作。再者，如果发生了病毒性感冒、细菌性感冒等呼吸道感染，可能引发哮喘发作或加重症状。剧烈的体力活动或运动也可能诱发运动性哮喘。

3.支气管哮喘有哪些常见症状?

　　呼吸困难、喘不上气，甚至呼吸的时候出现类似于吹哨子或者拉风箱的声音，这是属于哮喘症状比较严重的，已出现呼吸道狭窄。哮喘引起的咳嗽可能是持续的，在夜间或清晨加重，而且可能吃镇咳药效果不好。还有一部分人可能没有气喘，但是感到胸部紧迫或沉重，甚至像有重物压迫在胸口一样。也有一些患者可能症状较轻，仅仅只是呼吸频率加快，尤其在运动或紧张时更为明显。哮喘的典型症状常常在夜间加重，影响睡眠，所以很多哮喘患者白天来门诊的时候都精神萎靡。

4.有时咳、有时喘，如何判断是哮喘还是其他呼吸系统疾病呢？

从症状上来看，支气管哮喘表现为喘息、咳嗽、胸闷和呼吸困难，尤其在夜间或清晨加重，少数情况下可能伴有咳痰。其他呼吸道疾病如感冒、肺炎、支气管炎等可能出现发热、咳嗽、咳痰等症状。

从病史和触发因素来看，支气管哮喘患者可能有家族史，且症状在过敏原、冷空气、运动等特定的触发因素下加重。其他呼吸道疾病的发生与特定的病因有关，如流感病毒感染、细菌感染等。

从体格检查来看，医生在给支气管哮喘患者进行肺部听诊中可能听到哮鸣音，但是其他呼吸系统疾病可能就没有这种声音。

最有特征性的检查就是肺功能测试，哮喘患者通过肺功能检查（如肺活量、呼气峰流速等）可以发现支气管舒张试验或者激发试验阳性。而其他呼吸道疾病患者做这项检查大部分都是阴性的。

5.为什么支气管哮喘通常在凌晨或夜间发作？

这种情况主要与人体生理和环境因素有关，用通俗的话来说，就是内因+外因的作用。

在白天人处于活动状态，比较亢奋，但是夜间时人体的生物钟会经历一系列变化，如各种内分泌及内环境的调节，所以在睡眠期间肾上腺素和皮质醇等激素水平的变化会影响支气管的收缩和舒张，从而导致哮喘的发作。

而且夜间时人绝大部分处于躺卧的姿势，这种体位会使支气管更容易收缩或被阻塞，对于哮喘患者来说，原本就收缩的支气管更加雪上加霜，因此夜间更容易发生呼吸困难。

还有外界的环境因素也不得不提，夜里空气的温度通常比白天低，尤其是秋冬季节昼夜温差较大，夜里冷空气刺激支气管，从而加重哮喘症状。此外，室内的空气污染物、过敏原或其他刺激物在夜间也可能更为突出。

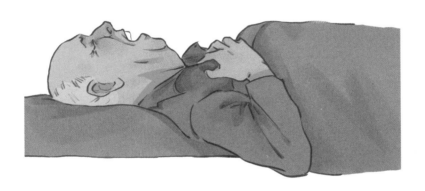

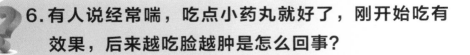

6.有人说经常喘，吃点小药丸就好了，刚开始吃有效果，后来越吃脸越肿是怎么回事？

出现气喘症状不一定就是支气管哮喘。虽然气喘是支气管哮喘的典型症状之一，但还有很多疾病能导致气喘。比如慢性阻塞性肺疾病、过敏性鼻炎、心力衰竭或心肌病等心脏疾病，或者肺炎、急性支气管炎等呼吸道感染，这些都可能导致气喘症状。所以这种情况最好还是去医院查下到底是不是哮喘。而且那种不明成分的小药丸，往往含有大量不明成分的激素，可能最初效果挺好，后来不仅效果会越来越差，还会出现很多副作用，不仅损伤胃黏膜，长时间服用还会出现"满月脸""水牛背"这样的情况，影响面容，有的甚至出现骨质疏松，不小心摔一跤就骨折了。所以说千万不能乱吃药，不要因为别人吃有用就去盲目跟风，一定要去正规医院按照医生开的药服用。

？ 7.奶奶有哮喘，爸爸、妈妈和姐姐都没有哮喘，怎么会遗传了奶奶的病？

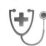 有家族史的人确实更容易患支气管哮喘，因为遗传因素在发病中起着一定作用，但是为什么爸爸和姐姐都没有呢？因为遗传并

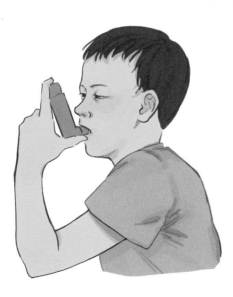

不是起决定性作用。可能患者是过敏体质，并且免疫系统对某些常见的过敏原（如花粉、尘螨、宠物皮屑等）过度敏感，还可能在儿童时期经常发生呼吸道感染。还有处在被动吸烟的环境，同样会损害呼吸道，增加患病风险。再加上空气污染、汽车尾气、工业废气等导致空气质量变差，这也会增加患支气管哮喘的风险。

8.如何判断自己是不是支气管哮喘？需要做哪些检查？

 如果只有呼吸道症状，医生会根据肺部的症状让患者做相关检查，支气管哮喘的诊断也是这样，主要通过综合评估患者的症状、病史、体格检查和特定的实验室检查来确定。

（1）查病史。医生会询问患者关于其症状的详细描述，包括喘息、咳嗽、胸闷和呼吸困难的频率、持续时间、加重因素等，也会询问家族史、过敏史、吸烟史等。

（2）查体。医生会用听诊器听诊患者肺部是否有哮鸣音或呼吸音减弱，观察患者呼吸的频率和节奏，检查气道是否有充血、水肿等表现。

（3）肺功能检查。这是诊断支气管哮喘的重要方法。很多患者对肺功能检查不太了解，通俗来说就是一种通过吹气进行的检查。比如峰流速测定（PEF）是测量患者最大呼气流速，帮助评估气道阻塞程度。呼气量、呼气流速和肺活量等指标，用来评估肺功能是否受损，并检测气道阻塞的严重程度。

（4）过敏原检测。因为一部分哮喘患者有过敏史，进行这项检查可以确定患者哮喘症状是否与接触过敏原有关。

（5）其他实验室检查。在一些情况下，医生可能会建议进行抽血检查（如白细胞计数）、胸部X线或CT扫描等，以排除其他潜在的肺部疾病。

9.如何减少支气管哮喘发作?

要有效控制哮喘，不仅需要遵照医嘱，按时服用或者吸入药物，还需要在生活上注意以下几点:

（1）尽量避免接触可能引起过敏反应的物质，如果做过过敏原检测，一定要记住阳性的结果，比如花粉、尘螨、宠物皮屑等。

（2）定期清洁家里的地板、地毯、窗帘、床上用品等，保持室内空气清新、干净。尤其需要提醒的是，如果有哮喘，尽量少买毛绒玩具;如果一定要买，请记住定期洗刷清洁、日光暴晒。

（3）尽量远离吸烟的环境，不吸烟，尽量少去棋牌室等地，不能忽视二手烟的危害。

（4）避免接触呼吸道感染源，保持良好的个人卫生习惯，加强锻炼，提高身体免疫力，尽量保持健康的呼吸道。

（5）定期进行健康体检，这样才能及早发现并控制慢性疾病，如鼻窦炎、过敏性鼻炎等，以减少支气管哮喘的发生风险。

10.如果支气管哮喘突然发作，应该注意什么?

当发作时如果手边有吸入剂药物，不管长效还是速效，拿出来赶紧吸几下，同时尽量保持冷静，如果身边没有家人或朋友，及时打电话求助。

应该尽量避免以下行为:

（1）过度活动。有的人发作时还跑来跑去，甚至手脚乱蹬，这种过度活动可能会加重哮喘症状。

（2）吸入刺激物。尽量远离可能引发哮喘发作的刺激物，如烟雾、化学气体、空气污染物等。如果在棋牌室，要快速离开，如果实在不能走动，让身边的人开窗通风。家里尽量使用空气净化器。

（3）随意使用药物，尤其是激发哮喘的药物，除非在医生的指导下使用。

（4）忽视症状。千万不能忽视哮喘的初期症状，一开始发作时就应该及时采取措施缓解症状，尽早使用吸入药物缓解。

（5）过度紧张。尽量保持冷静，避免过度紧张或焦虑，因为这可能会加重症状。

❓ 11.哮喘发作在什么情况下要立即去医院？有没有应急处理的方法？

哮喘发作时要首先使用吸入剂来缓解症状。如果吸药以后还是呼吸急促，或者是感觉胸部非常紧迫，类似于胸口压了块大石头的感觉，甚至是胸部疼痛，那就需要引起重视。如果患者的嘴唇或指甲已经发紫，那代表缺氧很严重了。这时候需要尽快去医院，可寻求外界帮助，拨打急救电话或者寻求附近的医疗机构。接下来在等待的过程中尽量坐起来，头部稍微向前倾，以便更好地呼吸。同时保持冷静、深呼吸，尽量放松身体。

如果有哮喘病史，特别是因为哮喘发作住过院的患者，家里可以常备一些药物，比如沙丁胺醇吸入剂，用于迅速扩张气道、缓解哮喘症状。推荐常备一支放在床头柜或者随身的口袋或包里。口服类固醇，就是俗话说的"激素"，比如泼尼松，能减轻气道炎症和缓解哮喘发作。抗过敏药物，比如抗组胺药物，能减轻过敏反应引起的哮喘发作。

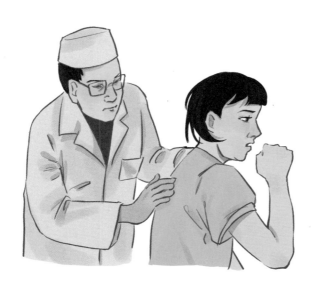

❓ 12. 支气管哮喘对日常生活有哪些影响？是不是得了就不能像正常人那样生活了？

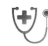支气管哮喘可能会对日常生活产生影响，比如会出现咳嗽、胸闷甚至呼吸困难等，但通过合适的管理和控制，患者完全可以像正常人那样工作和生活。而且这个病也不是一定会遗传，只是后代发生这个病的概率比其他人高一点而已。

以下是一些建议：①听医生的话：与你的医生充分沟通，制订适合你的个性化治疗方案，这可能包括使用吸入器、口服药物、避免过敏原等。②定期去看医生：这是管理支气管哮喘的关键，定期检查可以确保哮喘得到良好的控制，并且医生可以根据症状及时调整治疗方案。③了解并尽量避免哮喘的触发因素，包括花粉、宠物

毛发、尘螨、烟雾、气味等；保持室内空气清新，使用空气净化器等设备可以帮助减少过敏原。④保持健康的生活方式：这有助于减轻哮喘症状，包括保持适当的体重、均衡的饮食、足够的睡眠和适量的运动。⑤学会如何应对哮喘发作是至关重要的，确保了解如何使用急救药物（如吸入剂），并且在需要时及时使用，同时学会使用呼吸和放松技巧以帮助缓解症状。⑥保持良好的心理健康：哮喘可能会影响情绪和心理健康，与家人、朋友或专业人士交流，分享你的感受和困扰，寻求支持，保持积极的态度和良好的心理状态非常重要。

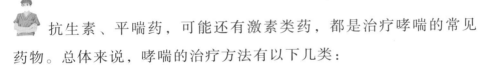

13. 哮喘的常用治疗方法有哪些？

抗生素、平喘药，可能还有激素类药，都是治疗哮喘的常见药物。总体来说，哮喘的治疗方法有以下几类：

（1）吸入疗法。这是最常见和有效的方法，通过吸入的方式将药物直接作用于呼吸道，减少了药物对其他器官的影响，同时增强了药物效果。常见药物包括：缓解急性哮喘发作的支气管舒张剂如沙丁胺醇，用于控制慢性哮喘症状和预防哮喘发作的类固醇吸入剂。

（2）口服药物。特别是在严重哮喘或无法通过吸入疗法控制的情况下使用，常见的包括：类固醇，用于减轻炎症和控制哮喘症状；白三烯受体拮抗剂，用于控制哮喘症状和减轻炎症反应。

（3）过敏原控制。对于有明确过敏原的哮喘患者，减少暴露于过敏原可以帮助减轻症状，包括使用空气净化器、定期清洁家居、避免接触宠物毛发等。

（4）生物制剂。对于一些难治性哮喘患者，抗IgE抗体或抗白细胞介素-抗体这种生物制剂是一种新的选择，通过调节免疫系统来减轻哮喘症状。不过这种药物相对来说价格较贵。

14.哮喘症状好了还有必要继续使用药物吗？

哮喘症状暂时控制住，并不代表就不需要用药了。支气管哮喘是一种慢性疾病，需要长期管理和治疗。对大多数患者来说，控制哮喘症状需要长期使用药物，以预防哮喘发作和减轻症状的严重程度，即使症状得到控制，医生通常也建议继续使用药物以维持稳定状态，并减少复发的风险。并不是有症状就用药，没症状就停药，那样只会导致病情反复。

15.如何正确使用吸入药物？

很多门诊或者药房都会有这种吸入剂产品的使用方法，通过手机扫码可以观看使用方法的视频。但是还有一部分患者用的不是智能手机，下面介绍具体使用方法：①确保吸入器干净，并检查药物剂量是否正确；②清洁口腔并清除呼吸道中的分泌物或障碍物；③根据医生建议的类型选择吸入药物，通常是先掰或者按下按钮，然后深吸一口气，将药物送入肺部，然后根

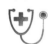

据自身情况屏气数秒，让药物停留在气道；④用完后要漱口，以减少口腔中药物残留的风险，防止口腔真菌感染，同时定期清洁吸入器；⑤严格遵循医生的用药指示，包括药物的剂量、使用频率和治疗持续时间，定期找医生复查，根据症状及时增减药物。

16. 可以用激素治疗哮喘吗？会导致药物依赖吗？

有一部分人对激素有抗拒心理，坚决不吃或者不用激素，怕长胖和对身体不好，还怕变丑。其实激素是一把双刃剑，长期使用的确会有副作用，但是在医生的指导下有规律地使用，等症状好转后是可以逐渐减量到停药的。

长期使用激素可能会导致一些潜在的问题，包括激素依赖性，它指的是长期使用激素后，身体逐渐适应了激素的作用，导致在停止使用激素时出现哮喘症状加重或反弹的情况。但这并不意味着每个使用激素治疗哮喘的人都会出现依赖性，而是一种潜在的风险，特别是长期大剂量使用、自行频繁调整剂量或停药以及有不良的生活习惯的人群，可能会增加激素依赖性的风险。但是并不需要太过担心，医生会根据哮喘症状的严重程度和个体情

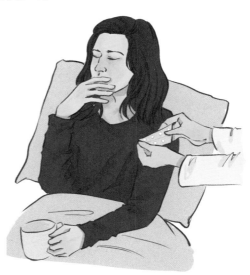

况来制订合适的治疗方案，逐渐减少激素剂量以降低激素依赖性的风险。

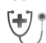

不管患什么病，对不同个体，治疗方案肯定都不会是一样的。吸入激素适用于：①中重度哮喘，尤其是那些在吸入短效支气管舒张剂和长效支气管舒张剂联合治疗后仍然无法控制症状的患者；②持续出现哮喘症状，如咳嗽、胸闷、呼吸困难等的患者；③哮喘频繁发作，尤其是夜间发作频繁的患者。吸入糖皮质激素可以帮助他们减少哮喘发作的频率和严重程度。

停药时应该在医生的指导下逐渐减少药物剂量，并监测哮喘症状的变化。需要注意：①逐渐减少剂量，切记不要突然停止使用吸入糖皮质激素；②在停药过程中，密切监测哮喘症状的变化。如果开始出现哮喘症状加重或发作频率增加的情况，请及时向医生报告，并遵循医生的建议调整治疗方案；③在停药过程中，确保备有足够且易于随时拿到的备用药物，如短效支气管舒张剂，以应对突发的哮喘症状或发作；④定期复诊是非常重要的，以确保停药过程的安全和有效。

18. 是不是哮喘症状发作了才需要去看医生？多久复诊一次？

如果平时不注意身体管理，等症状严重了再去医院可能就会导致严重的后果。虽然每个人情况不一样，有的人症状轻，有的症状比较重，一般情况下每3~6个月需要复诊一次。复诊的目的是：

（1）评估病情控制情况：医生需要了解发作频率、夜间症状、运动耐受性等情况，如果症状控制不佳，要及时调整治疗方案。

（2）评估肺功能：医生可能会进行肺功能测试，如肺活量测定和峰流速测定，以评估肺功能是否有改善或恶化，并根据测试结果调整治疗方案。

（3）复查药物剂量和使用方法：医生会询问患者当前使用的药物剂量和使用方法，并根据病情调整药物剂量或给药方式。

（4）监测药物副作用：医生会询问患者是否出现药物副作用，如口干、咽喉疼痛、头痛等，以及严重的不良反应，如免疫抑制和感染等；如果出现相关副作用，医生会及时进行相应处理。

（5）教育和指导：医生会向患者提供哮喘管理方面的教育和指导，包括如何正确使用吸入器具、如何避免哮喘触发因素、如何应对哮喘发作等。

19.运动会加重哮喘吗？哮喘患者适合做哪些体育运动？在运动时需要注意什么？

对于一些哮喘患者来说，运动可能会引发或加重哮喘症状，这被称为运动诱发性哮喘。然而，并非所有的哮喘患者都会受到运动的影响，有些人在适当管理下可以从运动中受益。

适合的体育运动有：①有氧运动：包括慢跑、步行、游泳、骑自行车等，这些运动有助于提高心肺功能和身体健康；②耐寒锻炼：在寒冷环境中进行户外运动，如滑雪、溜冰等，适当的耐寒锻炼可以增强心肺功能和免疫系统。

运动时需要注意：①预热和降温：在运动前进行适当的热身活动，如跳绳或慢跑，以及运动后进行适当的休息，如慢跑或舒缓的伸展运动，有助于减少运动诱发性哮喘的发生；②避免过度运动：避免长时间、高强度的运动，以免引发哮喘症状，适当控制运动强度和持续时间，根据个体情况逐渐增加运动量；③使用吸入药物：在运动前使用快速作用型支气管舒张剂（如沙丁胺醇）或预防性使用控制性吸入药物（如吸入型类固醇），有助于减少运动诱发性哮喘的发生；④监测症状：注意监测哮喘症状的变化，如呼吸困难、咳嗽、胸闷等，及时采取措施，如停止运动或使用吸入药物；⑤避免在严重污染的环境中运动：如有二手烟的环境、工厂排放污染物较多的地区或交通拥堵的地方。

20.为什么有的哮喘很少发作？哮喘患者在生活习惯和饮食方面要注意什么？

同样是哮喘，采用同样的治疗方法，为什么别人很少发作呢？一部分原因可能就是生活习惯和饮食习惯的不同。生活和饮食习惯能够影响免疫系统、气道炎症和身体的整体健康状况，也会对支气管哮喘产生影响。避免潜在的刺激因素，保持身体健康和免疫系统的良好状态，可以减轻哮喘症状并改善生活质量。

在生活习惯方面需要注意：①避免吸烟和二手烟：吸烟和二手烟中的化学物质会刺激气道，加重哮喘症状，甚至导致哮喘发作，所以，对于哮喘患者来说，绝对不能吸烟，也要避免吸烟者的环境；②避免过敏原：尽量避免接触过敏原，如花粉、尘螨、宠物皮屑等，保持居住环境清洁，定期清洗床上用品和地毯，有助于减少过敏原的接触；③避免冷空气和污染：冷空气和污染可能引起哮喘症状加重，尽量避免在寒冷干燥的环境中活动，并避免在交通拥堵或污染严重的地方活动；④定期锻炼：适当的锻炼有助于增强心肺功能和免疫系统，减轻哮喘症状，选择适合自己的有氧运动，并注意预防措施，如预先使用吸入药物。

在饮食方面需要注意：①均衡饮食、不要挑食：摄入富含维生素、矿物质和抗氧化剂的食物，如水果、蔬菜、全谷类、瘦肉和鱼类，有助于维持身体的免疫功能和抗炎症反应；②限制或避免致敏食物：如果知道自己对某些食物过敏，应该避免或限制摄入这些食物，以减少过敏反应；③多喝水：喝足够的水有助于稀释黏稠的黏

第二篇

与咳嗽相关的那些事儿

液，减少哮喘症状；④避免油炸和加工食品：油炸和加工食品中可能含有过多的反式脂肪和添加剂，对哮喘患者不利，应尽量避免摄入。

21.哮喘会遗传给下一代吗？小儿哮喘能彻底治愈吗？

哮喘有遗传倾向，但不是完全由遗传决定的。如果一个家族中有哮喘患者，那么其后代患上哮喘的风险相对于其他家庭可能会略高一些。然而，这不是决定因素，因为哮喘的发病还受到多种因素的影响，包括遗传、环境和生活方式等因素。

小儿哮喘跟成人哮喘一样，也是一种慢性疾病，虽然可以通过

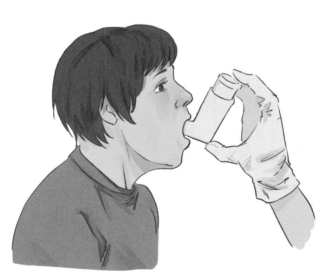

治疗和管理控制症状，但一般情况下无法完全治愈。然而，通过有效的治疗和管理，大多数小儿哮喘患者可以过上正常的生活，并减少发作的频率，降低严重程度。

22. 得了哮喘后经常会感到焦虑、沮丧甚至恐惧，有时候还会失眠，该如何缓解这种不良情绪？

哮喘对日常生活和工作产生影响，长期哮喘会导致焦虑甚至抑郁，这就需要及时缓解心理压力，可以考虑以下方法：

（1）教育和自我管理：了解哮喘的病因、症状和治疗选项，学会如何正确使用吸入剂和药物，以及如何预防和处理发作，这有助于更好地管理症状。

（2）寻求支持：与家人、朋友或其他哮喘患者分享感受和经历，寻求他们的支持和理解，也可以考虑加入支持群体或参加相关活动，与其他人分享好的经验和建议。

（3）应对焦虑和压力：采用放松技巧如深呼吸、冥想或瑜伽来缓解焦虑和压力，同时保持积极的心态和良好的生活习惯。

（4）定期复诊和医疗保健：与医生建立良好的沟通和合作关系，定期复诊并遵循医嘱进行治疗，及时调整治疗方案以保持对症状的控制。

23. 支气管哮喘会引起很多并发症吗？

的确有可能会引起并发症，但大多数都是出现在症状长时间没控制好的情况下。比如：

（1）肺功能下降：长期未得到有效控制的哮喘可能会导致气道

炎症和气道重塑，最终导致气道壁增厚和气道狭窄，从而影响肺功能，使得气流受限。

（2）肺部感染：哮喘患者由于呼吸道炎症和免疫系统功能异常，更容易受到细菌、病毒或真菌的感染，例如支气管炎、肺炎等。

（3）气胸：哮喘发作时，患者呼吸肌肉剧烈收缩，可能导致肺泡破裂，从而引起气胸，严重影响呼吸功能。

（4）肺源性心脏病：长期未得到有效控制的重度哮喘可能导致肺动脉高压和右心室肥大，最终发展为肺心病，严重影响心血管功能。

（5）骨质疏松：长期使用糖皮质激素类药物治疗哮喘可能导致骨质疏松，增加骨折风险。

（6）情绪和心理问题：哮喘可能会对患者的情绪和心理产生负面影响，如焦虑、抑郁等，进而影响生活质量。

所以，为了不让哮喘进一步加重和引起其他更多的问题，一定要重视哮喘的治疗。

24. 对于哮喘的治疗，除了现有的治疗药物，还有哪些新的研究和治疗进展？

 以下是一些最新的研究和治疗进展：

（1）生物制剂治疗：生物制剂是针对特定免疫通路的治疗药物，可以用于重度哮喘的治疗，这些药物通过调节免疫系统功能，减少炎症反应，从而有效控制哮喘症状，并减少发作次数。

（2）基因治疗：针对哮喘的基因治疗是一个新兴领域，研究人员正在探索利用基因编辑技术或基因治疗向哮喘患者提供个性化治疗方案，以减少症状和发作次数。

（3）精准医学：利用基因组学、蛋白质组学等技术，发现哮喘发病机制的新目标，并针对个体化特征设计治疗方案，实现精准医学治疗。

（4）免疫疗法：免疫疗法是一种新兴的治疗方式，通过调节免疫系统功能，提高患者对过敏原的耐受性，从而减少过敏性哮喘的发作次数和严重程度。

（5）电子健康技术：越来越多的电子健康技术被应用于哮喘管理，如智能吸入器、手机应用程序等，可以帮助患者监测症状、记录用药情况，并提供个性化的治疗建议。

（6）环境和生活方式干预：研究表明，环境因素和生活方式对哮喘发病和症状控制起着重要作用，因此，通过改善室内空气质量、避免过敏原接触、保持适当的运动和饮食习惯等，也可以有效预防和管理哮喘。

总的来说，随着科学技术的不断进步和研究的深入，人们对于哮喘的认识和治疗手段也在不断提高，未来有望开发更多更有效的治疗和管理方式，帮助哮喘患者更好地控制症状，提高生活质量。

25.世界哮喘日是什么？

世界哮喘日是一个旨在增强对哮喘和哮喘患者的认识、理解和关注的国际性活动，通常在每年5月的第一个周二。世界哮喘日旨在提高公众对哮喘的认识，促进哮喘患者的早期诊断、有效治疗和管理，减少哮喘造成的健康负担和社会经济成本。

（1）活动形式：在世界哮喘日，各国和地区组织和机构通常会举办一系列的宣传活动和健康教育活动，包括健康讲座、体检活动、宣传海报和传单发放、社交媒体宣传等，旨在向公众传播关于哮喘的知识、预防方法和治疗进展。

（2）主题和口号：每年的世界哮喘日都会设立特定的主题和口号，以突出当年的重点和关注领域，这些主题通常与哮喘的预防、早期诊断、治疗和管理等方面相关。

（3）国际组织支持：世界卫生组织（WHO）和国际哮喘与过敏联盟（GINA）等国际组织通常会积极支持世界哮喘日活动，并提供相关的信息和资源。

（4）个人参与：除了官方组织的活动之外，个人也可以通过关注世界哮喘日的宣传活动、分享相关信息、参加健康教育课程等方式参与其中，为哮喘患者提供支持和帮助。

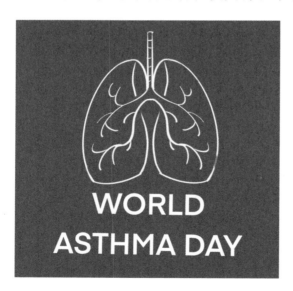

世界哮喘日是一个重要的健康宣传和教育活动，它可以加强公众对哮喘的认识，促进哮喘患者得到更好的治疗和管理，提高公众对哮喘的关注和重视程度。

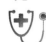

第四章
慢阻肺与咳嗽的那些事儿

1. 咳嗽、胸闷、气喘会是慢阻肺吗？什么是慢阻肺？

在呼吸科门诊，来看病的患者最常见的症状就是咳嗽、咳痰、胸闷、气喘，这样的症状可以出现在呼吸系统的大部分疾病，如慢性支气管炎、支气管哮喘、肺炎、肺癌、支气管扩张、慢性阻塞性肺疾病等。另外非呼吸系统疾病，如胃食管反流、心衰等也会有咳嗽、胸闷、气喘症状，所以有咳嗽、胸闷、气喘症状不一定是慢阻肺，需要到医院进一步检查。

那么什么是慢阻肺呢？慢阻肺是慢性阻塞性肺疾病的简称，是一种常见的、可预防和治疗的慢性气道疾病，通常与显著暴露于香烟烟雾等有害颗粒或有害气体相关，其特征是持续存在的气流受限（也就是肺功能的改变）和相应的呼吸系统症状如呼吸困难、咳嗽、咳痰等。它多在中年发病，好发于秋冬寒冷季节，需要有相应的肺功能指标才能诊断。

2.老慢支、肺气肿会不会就是慢阻肺？它们与慢阻肺有什么区别呢？

 有的老年人一到天气变凉时就会咳嗽加重，通常认为这就是老慢支，还有的人走几十米就喘，上气不接下气的，并且胸廓像水桶一样，也就是上身圆，这就是肺气肿的典型体型。但是老慢支、肺气肿和我们说的慢阻肺还不是一回事，尽管在症状上类似，但老慢支、肺气肿仅有症状及影像上的表现，肺功能检查并不符合慢阻肺的肺功能诊断，所以是不是慢阻肺需要到医院做肺功能检查，由医生判断。

「肺」腑之言——肺结节与咳嗽那些事儿

3.慢阻肺需要检查哪些项目？一定要查肺功能吗？

 通常我们在诊断慢阻肺时，需要做一些相应的检查：①胸部CT或X片：目的是为了排除肺内有没有其他的病变；②血常规：主要看血嗜酸性粒细胞计数，若计数超过300，医生可能会选择一些含有激素的药物让患者吸入，低于这个数值的话选择的药物会有所不同；③心电图或者心脏彩超：判断慢阻肺患者是否有心脏方面的原因或者合并有心脏的改变；④肺功能：肺功能检查是诊断慢阻肺的"金标准"，另外在慢阻肺的整个治疗过程中需定期做肺功能检查以了解其治疗效果。

诊断慢阻肺，肺功能是必须查的，而且在首次诊断前还需要同时完善支气管舒张试验，因为有些疾病如哮喘在急性加重期可能会有肺功能的下降，经过治疗病情稳定了，其肺功能就会恢复正常，而慢阻肺会导致肺功能不可逆改变，即使用了支气管舒张剂，以后肺功能也不会恢复正常。

4. 体检发现肺气肿、肺大疱是慢阻肺吗？

其实肺气肿、肺大疱都是影像上的表现，不一定是慢阻肺。肺气肿是指肺的终末细支气管远端的气道弹性减退、过度膨胀、充气、肺容积增大或者伴有气道壁破坏的一种病理状态，肺大疱则是数个肺气肿的肺泡间隔断裂融合形成的一种影像表现。不过一旦体检提示CT显示肺气肿、肺大疱，年龄超过40岁的人要到医院做肺功能检查，了解有无肺功能下降，从而确定是不是慢阻肺，另外有肺气肿、肺大疱意味着生活中要改变一些不良习惯，如戒烟和减少二手烟的吸入。

5. 听说肺大疱破了就是气胸，会有生命危险，如何判断肺大疱是不是破了？

肺大疱破了会导致气胸，气胸就是肺泡破了，吸入的气体通过破裂的肺泡到达胸腔，越来越多就会压迫肺组织导致呼吸困难，重者会有生命危险，那我们如何判断肺大疱是不是破了？有肺大疱的患者，如果在用力大便、拉举、提重物、剧烈咳嗽、打喷嚏后突然出现胸痛、胸闷、呼吸困难等症状，有可能就是肺大疱破了出现了气胸，这时也不要太紧张，立即到医院去拍个胸片或者胸部CT。如果是气胸，气量较少，可以先通过吸氧等治疗观察；气量大，经过医生置管抽气后也是能慢慢恢复的。

6.患了慢阻肺以后，日常需要注意什么？

 俗话说"治病不如防病"，慢阻肺患者在日常生活中需要注意以下内容：

（1）注意保暖：在寒冷季节外出时戴围巾、口罩，避免冷空气的直接刺激，并且尽量少到人多的地方，减少感染的机会。

（2）戒烟戒酒：吸烟饮酒会诱发慢阻肺的症状加重，另外吸烟会加重气道损伤，加剧肺功能下降。

（3）规范饮食：慢阻肺患者在饮食上要注意少食多餐，以高热量、高蛋白、高维生素的食物为主，不建议喝碳酸饮料、啤酒等易产气的饮品。

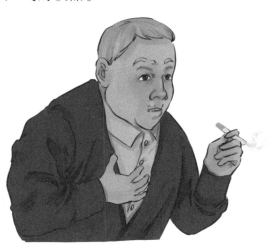

（4）呼吸训练：慢阻肺患者呼吸功能受损，呼吸肌力下降，每天在环境空气较好的地方做呼吸训练，如深吸气、慢吐气等可有效锻炼呼吸肌，增加肺活量。

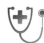

（5）按时用药：得了慢阻肺，和高血压、糖尿病一样需要终身用药，不过慢阻肺主要是吸入药物，药物直接到达气道起到治疗作用，药物是有时效的，所以患者必须每天在同样的时间段用药。

（6）其他：如选择合适运动、保持良好的心态，规律作息等。

7. 慢阻肺能像肺炎一样治愈吗？

　　慢阻肺和肺炎不一样，肺炎一般是因为感染了细菌、病毒、真菌或非典型菌等引起的肺部感染，症状上可表现为咳嗽、咳痰、发热、胸痛等，CT或X线胸片可看到肺内病变，经过1~2周治疗以后肺部病变就会吸收达到治愈；慢阻肺是一种慢性气道疾病，由于长期的慢性刺激引起气道结构改变，重者气道可呈刀鞘样改变，从而出现以阻塞为主的通气功能障碍，表现为慢性咳嗽、胸闷、气喘，以晨起及睡前明显，活动后加重，在没有感染的情况下肺部可以没有病灶，单纯表现为肺气肿或肺大疱。对于慢阻肺，由于气道是不可逆改变，所以需要通过长期用药去控制症状，尽管慢阻肺不能完全治愈，但是通过规律的药物使用，适当的运动，再戒掉吸烟等不良的生活习惯，慢阻肺还是能够得到控制的，对日常生活也不会造成太大的影响。

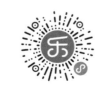

得了慢阻肺还能活多久？

8. 慢阻肺已经在医院治好了，回家还要用药吗？长期用药会不会有副作用？

经常会有患者来问这个问题，其实慢阻肺和糖尿病、高血压一样是慢性病，慢阻肺患者因受凉感染或强烟雾环境暴露后会出现急性加重表现，给予调整治疗方案后症状等会得到控制，但是气道炎症仍然存在，肺功能不会恢复到正常范围，所以就需要长期用药治疗。如果出院后不用药了，时间一长症状就会再次出现甚至更重。另外还有人担心长期用药会不会有副作用，因为慢阻肺是气道疾病，所以一般用吸入药物直接到达气道起治疗作用，吸入药物含有的药物剂量非常少，副作用也就非常小，可以不必担心。举个例子：有一位慢阻肺患者肺功能2级，经常因感染或打麻将导致病情加重，反复来医院住院，症状控制稳定后出院，出院后拒绝用药，过一段时间后就又发病来医院，不但多花钱，人也受罪，而且肺功能下降还很快，仅仅5年时间肺功能就到了4级；而另一位患者依从性就非常好，按时用药定期复查，十几年下来肺功能控制得非常好，生活质量也很高。

9. 慢阻肺患者在家需要做家庭氧疗吗？

慢阻肺患者常规治疗是每天规律吸入药物来实现控制病情，但是有部分患者在常规用药后仍有症状，尤其是呼吸不畅，这样就

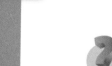

需要在家间断吸氧治疗（也就是家庭氧疗），甚至需要用家用呼吸机帮助呼吸。那什么样的慢阻肺患者需要家庭氧疗呢？①肺功能特别差，也就是医生说的四级肺功能伴有呼吸衰竭的患者；②嘴唇发紫（说明可能缺氧），活动后就喘的患者；③合并有心脏病、心衰，时常有水肿的患者；④重度贫血的慢阻肺患者，血红蛋白可以携带氧气到达身体的各个器官组织，如果重度贫血可能就会有缺氧，所以需要依靠吸氧改善，当然也需要去改善贫血。

10. 出现什么情况可能导致慢阻肺急性加重？

　　慢阻肺患者在平时一般没有症状或者症状较轻，如果出现下列情况可能是急性加重，需要到医院门诊或者急诊就诊：①咳嗽、咳痰较平时频次增多，程度加重或者咳较多脓性痰，尤以黄浓痰为主；②胸闷气短程度加重（如不能自行穿衣、吃饭、上厕所等），夜间不能平卧；③出现发热、犯困、水肿；④用了平时的常规药物之后仍然感觉不舒服。

11. 家里有慢阻肺患者，家属应该怎么护理？

　　慢阻肺患者，尤其是肺功能比较差的，患病时间较长的，可能存在营养不良、骨质疏松、活动受限，甚至有忧郁、焦虑等心理问题，这时家属需要做到：①保证居住环境阳光充足、干净卫生，空气流通，有条件的每日消毒，如用紫外线照射或84消毒液擦拭物体表面；②饮食上给患者每天准备高蛋白（适量的瘦肉或鱼肉，牛奶或蛋白粉，鸡蛋等）、高维生素（新鲜的蔬菜、水果）易消化的低盐饮食，并鼓励患者多饮水，如果患者咀嚼能力差，可以把多种食物配比均衡后打成糊状让患者进食；③根据医生指导帮助患者进行呼吸康复训练如腹式呼吸、缩唇呼吸等；④慢阻肺患者由于病程长，反复发作易产生焦虑、烦躁、抑郁等不良情绪，这时家属要有足够的耐心，主动和患者沟通，耐心倾听并鼓励患者增强治疗信心，千万不能有不耐烦的表现。

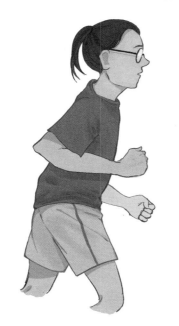

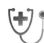

 12.在家出现慢阻肺急性加重怎么办？

　　慢阻肺患者一旦出现急性加重，有经验的患者且加重程度轻的可以在家先用药3天左右。如果症状不缓解或者还逐渐加重，就需要去医院就诊；如果急性加重症状严重，需要尽快到医院就诊。

　　哪些情况可以先在家用药呢？①咳嗽比平时多但还不影响生活，可以加用止咳药；②咳嗽较多，有黄脓性痰，但是很容易自行咳出，无发热，这时加化痰药口服，同时吃几天抗生素；③因不良生活习惯造成的，如抽烟（或二手烟）、熬夜、劳累等，则要积极改变调整生活状态，再配合短效支气管舒张剂按需使用。

13. 慢阻肺患者能做哪些运动？

对于肺功能在1~3级的慢阻肺患者可以做些有氧运动，比如：①快走或慢跑：速度取决于自己的感受，如果感受心跳快、气喘，就需要放慢速度或者停下来休息；②登楼梯：可以锻炼肌肉功能，在登楼梯时还可以配合呼吸训练（用鼻子吸气，缩小口唇慢慢呼气），一般登两阶梯呼吸训练一次；③骑自行车：每次时间可以在30分钟左右；④打太极或者八段锦：在家或者公园里打打太极、八段锦可以舒缓肌肉，增加身体的柔韧性及耐力。

对于极重度通气功能障碍或者合并有呼吸衰竭不能行动的慢阻肺患者，可以在家做康复训练，如扶床站立、床边原地踏步或者床上进行上下蹬腿活动等，锻炼肌力。

14. 如何预防慢阻肺反复急性加重？

慢阻肺急性加重多与吸烟、粉尘吸入、空气污染、感染等有一定的关系，所以预防就需要从这些因素做起：①患了慢阻肺戒烟是首要，不但自己不能吸烟还要避免二手烟伤害，经常烧饭做菜的患者在烧菜时戴口罩、打开抽油烟机防止油烟损伤；②避免去人多的地方，不与感冒的人接触，减少感染机会，寒冷季节出门时佩戴口罩、帽子，空气污染较严重的天气尽量在家不出门；③预防感染，增强免疫也很重要，所以在秋季或春季为预防感冒可以去社区打流感疫苗或肺炎疫苗；④规律用药，不随意停药，药物选择要遵从医生的处方。

15.得了慢阻肺会遗传给下一代吗？会传染周围人吗？

慢阻肺患者经常会有疑问：为什么我的父母或者其他长辈也有同样的疾病？这是遗传病吗？慢阻肺有一定的家族遗传性，慢阻肺发生的众多因素中遗传是一方面，若父母患有慢阻肺，子女将来患慢阻肺的概率会增加，但如果子女做好防护，比如不吸烟包括不吸二手烟，尤其青少年时期不吸烟，则患慢阻肺的概率就会减小。

慢阻肺患者经常有咳嗽咳痰的症状，他们就会担心这会不会传染？在家里需不需要碗筷分开？其实慢阻肺不是传染性疾病，不会传染，但是从卫生的角度还是提倡家庭成员在一起吃饭时尽量做到使用公筷。

第五章
支气管扩张与咳嗽的那些事儿

1.什么是支气管扩张?

 肺里的支气管长得就像是橡皮管一样，圆圆的、中空的，因为它里面来回流通的是气体，所以也叫气道，是气体流经的道路。它在肺内的分布就像大树的根一样，从上到下、从粗到细，由一根最粗的管子（气管）分为两根稍微细一点的管子（左右主支气管），再继续分开变细形成支气管束，最终均匀地分布在两侧肺内，它的作用主要是将嘴巴吸进来的新鲜富含氧气的空气输送到肺的深部，再将气体交换后的富含二氧化碳的废气排出，除此之外支气管内壁还有黏膜会分泌黏液，可以把不小心随气体进入气道内的灰尘、细菌、病毒等异物黏住，最后再通过纤毛摆动及咳嗽等方法排出体外，当然还有加热气体和参与免疫防御等多种功能，是呼吸系统里重要的一分子。

支气管本身能通气，还能帮忙把痰排出来，但如果由于先天的原因或微生物感染、冷热环境的刺激、粉尘的沉积、刺激性气体吸入、油烟的损伤、过敏痉挛收缩等病因就可能导致支气管扩张。一旦得了这个病，支气管就会变得脆弱，容易发炎、长溃疡，还会变得狭窄，气体流通也不顺畅了，痰也排不出来了，表现在身体上就会出现呼吸困难、咳嗽、痰多等症状，严重时还可能引发感染和其他并发症。

2.为什么会得支气管扩张？

 其实原因挺多的，主要分为先天性和后天性两种。①先天性疾病大部分是家族遗传病，也就是说体内有一些会导致支气管扩张的疾病基因，一旦发病就会出现支气管扩张的情况，最为常见的是囊性纤维化，还有纤毛不动综合征、马方综合征等疾病。②后天性疾病是支气管扩张的重要原因。我们从出生开始就暴露在大自然的环境中，而自然界中有各种各样的微生物，细菌、病毒、霉菌等病原体在空气中飘浮，很容易经口、鼻吸入身体内，如果我们不小心就有可能会导致支气管感染，反复的支气管感染就有可能诱发支气管扩张。比如在幼儿期有可能会得百日咳、猩红热等疾病，这是儿童出现支气管扩张的主要原因，成年以后虽然免疫力完善一些了，但也会受到肺结核、腺病毒、肺炎等疾病的困扰。另外，有慢性病史、免疫力低下或者是过敏体质的人也容易得这种病。还有环境污染，或者经常吸入有害的气体（烟草烟雾、工业废气等）、颗粒物，也可能让支气管出问题。还有类风湿关节炎、肌炎皮肌炎、干燥综合征等风湿系统疾病，可能会影响肺部导致间质性肺炎，严重的间质性肺炎会出现牵拉也会使支气管扩张。总之，支气管扩张的发生是多种因素综合作用的结果。

3.得了支气管扩张会有什么症状?

最明显的症状就是经常咳嗽，痰量较大，有些人一天咳满好几个一次性杯子，且痰的颜色和量都不一样，大多数都是黄绿色的痰液，也会有砖红色或果冻样的痰，有的咳得厉害的还带血。另外，有的患者还会有早晨和晚上咳嗽加重的情况，那是因为经过一夜的平卧或者一天的站立，大量的痰液积聚在一个固定的地方，当早晨起床的时候或者晚上平躺的时候随着体位的变动，积聚的痰液流动，诱发了刺激性咳嗽，然后就会咳出大量的痰液了。

除了咳嗽，还可能觉得呼吸困难、没力气、吃不下饭。因为支气管坏了，身体更容易被感染，所以还可能发热。虽然每个人的症状可能有所不同，但如果总是咳嗽、咳痰，还觉得身体不舒服，最好去医院看看，别耽误了病情。

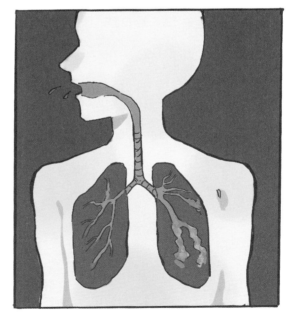

4.怎么知道自己得了支气管扩张？

　　主要是通过观察症状和做检查来判断。支气管扩张时身体会发出一些信号，比如总是咳个不停，咳出来的痰又多又黏，还是黄绿色的，有时甚至还能看到血丝。如果发现自己经常发热、出汗多、吃不下饭、身体越来越瘦，或者脸色发青、喘不过气来，那就要小心了，可能是支气管扩张在作祟。

　　建议去医院检查，胸部 X 线和 CT 扫描是临床医生诊断支气管扩张的利器。X 线检查就像给肺拍了个照片，能看清肺里的纹理是不是变粗了，或者有没有一些奇怪的阴影。而 CT 扫描呢，就像是把肺放大了好多倍来看，能更清楚地看到支气管是不是扩张了。痰液检查也是个好帮手，通过它我们能知道痰里有没有细菌，该用什么药来对付它们。

5.得了支气管扩张，是不是就活不长了？

　　不是的。首先得明白，每个人的身体状况都是独一无二的，而且不同支气管扩张的范围和位置也不同，所以支气管扩张对每个人的影响也是各不相同，轻度支气管扩张一般对生活不会有什么明显影响，即使是较为严重的支气管扩张可能会给我们的生活带来一些不便，但只要积极面对，科学治疗，完全有可能把影响降到最低。比如，我们可以通过规律作息、健康饮食、适度运动等方式来增强身体免疫力，抵抗疾病的侵袭。而且现在的医学技术这么发达，只要我们积极配合医生治疗，定期检查，及时调整生活方式，支气管扩张也没那么可怕。

所以，千万别被支气管扩张给吓倒了。只要我们保持乐观的心态、积极治疗和管理症状，避免吸烟和其他有害因素，保持健康的生活方式，包括均衡的饮食、适当的运动和良好的心理状态，就一定能战胜它，享受健康快乐的生活！此外，定期进行肺功能检查和监测病情变化也是非常重要的，千万别忘记。

6.如何治疗支气管扩张？

医生会先搞清楚支气管扩张的具体位置、范围和症状，然后为患者量身定制一个治疗方案，这样效果才会显著。

说到治疗，药物治疗作用突出，我们要合理运用抗生素、祛痰药和止咳药这些"小神器"，把它们搭配好，就能把感染控制住，远离咳嗽和咳痰。当然物理治疗也不能少。比如体位引流和拍背排痰这些"小妙招"，就像给呼吸道做一次大扫除，把里面的"垃圾"都清理掉，让你感觉清爽多了！如果病情比较严重，可能还得考虑手术治疗。最后，别忘了调整生活习惯。戒烟、远离有害气体，就像给你的身体穿上"防护服"，不再受支气管扩张的困扰！

这里教大家一些康复治疗的小体操，呼吸康复训练包括：①呼吸肌锻炼，如腹式呼吸、缩唇呼吸等；②有氧运动，如散步、慢跑、游泳等；③呼吸体操，如太极拳、五禽戏等。

7. 支气管扩张需要长期吃抗生素吗？

其实抗生素并不是这个病的首选治疗药物，医生通常会先用一些支气管扩张剂、化痰药等药物，只有当感染来"捣乱"时，抗生素才会闪亮登场。

当然在有些特殊情况下，我们可能需要长期、小剂量地用抗生素，比如慢性细菌感染、特殊病原体感染或病情比较严重的时候。部分药物如大环内酯类药可以较长时间口服，具有免疫调节作用和抗感染活性双重疗效，可以有效减少支气管扩张急性加重的次数，但也可能会诱发耐药。因此，用药之前一定要听听医生的意见。

总之，支气管扩张患者不要盲目依赖抗生素。应根据患者自身状况来选择必需的治疗方案（包括清除气道分泌物、舒张支气管、抗感染治疗），从而改善患者症状和生活质量，减少急性加重次数和尽可能延缓肺功能下降。要在医生的指导下合理使用，才能让我们的身体更健康。同时也别忘了多参加康复活动，保持良好的生活习惯。

8. 如何预防支气管扩张？

得了支气管扩张真的挺烦人，想让它消失可难了，除非做手术，且要符合一定的条件，还有一定风险。所以要提前做好预防，主要注意以下几点：

（1）个人卫生及习惯。减少或避免接触感冒病毒、细菌，以免诱发支气管扩张发作或加重。咳痰后及进食前后用清水漱口，保持口腔清洁。多开窗通气，要做到知冷知热。讲究卫生，勤洗手尤其是饭前便后要洗手。少去人多聚集以及环境密闭不通气的地方。均衡营养，选择高热量、高蛋白质、富含维生素的饮食，比如牛奶、瘦肉、橙子等。还应注意多饮水，每天1500毫升以上，以提供充足的水分，有助于排痰。

（2）增强体质。平时要多锻炼，避免高强度运动，应以和缓安全的有氧运动项目为主。定期接种流感疫苗和肺炎疫苗，减少肺部感染性疾病的发生。部分免疫力不全的患者，还可以根据自身情况选择增强免疫力的补品或者药物。

（3）避免不良嗜好。戒烟限酒，吸烟喝酒对呼吸道伤害特别大，得把它们戒了，才能让气道变得清爽。避免使用生冷、辛辣、刺激的饮食，避免熬夜、太过劳累等。

9.支气管扩张患者在饮食上要注意哪些？

支气管扩张患者应注意补充高蛋白以及高纤维素的食物，具体包括：①要吃得清淡点，选那些容易消化的食物，不容易出现胃肠道负担过重的情况，另外也要注意补充高蛋白食物。支气管扩张患者由于反复感染处于消耗状态，需要补充热量及营养，避免身体中蛋白质和脂肪的消耗；此外还要多吃蔬菜和水果，这些食物富含纤维素和微量元素，能帮患者增强抵抗力，保持大便通畅，恢复得更快。②要注意避免食用牛肉、羊肉、虾等发物。发物可能会导致痰多，甚至诱导疾病反复发作。③不吃油腻、辛辣、生冷的食物，它们会刺激支气管，让病情变得更严重。④多喝水真的很重要！保持呼吸道湿润，咳嗽、咳痰都会减少。⑤最后记得要少食多餐，否则会给胃造成太大的负担。

总之，支气管扩张患者在饮食方面的原则就是注意营养均衡，保证摄入充足的热量、蛋白质和膳食纤维。同时，避免过敏原食物，遵循少量多餐的原则，保持水分平衡。

「肺」腑之言——肺结节与咳嗽那些事儿

1. 咳嗽一两个星期还没好，是不是得了肺炎？肺炎有什么表现？

有的患者平素身体健康，受凉后咳嗽十几天，担心得肺炎了，平时有点嗓子痒，没有咳痰、发热、不想吃饭，精神还可以，查血常规、拍片子都还好，只是感冒后咳嗽，最后诊断没有肺炎。肺炎的实际表现是有或者没有短暂的上呼吸道感染史比如感冒，之后突然怕冷、发热、咳嗽、咳痰或伴胸痛、气喘等情况，大多数以细菌性及病毒性居多，血常规中白细胞指数是升高的，片子上可以看到有像云朵一样的阴影，基本上就确诊了。

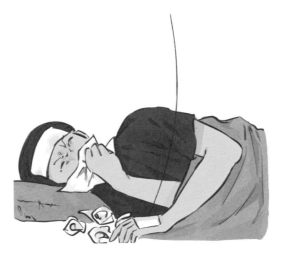

2.什么是支原体肺炎?

　　这个病的"凶手"是肺炎支原体,轻的话可引起支气管管壁增厚以及小支气管呈Y形,就像小树枝上长了芽一样,重的话可导致"白肺",肺炎支原体抗体滴度非常高。其实支原体肺炎只是肺炎中的一种,它是呼吸道的常见病和多发病,如果把气管、支气管及肺泡比作倒立的树的话,相当于病原微生物、理化因素及免疫损伤等导致了树叶、非常细的树枝以及树叶的间隙出现了炎症,形成了肺炎。

3.哪些人容易得肺炎?肺炎患者在哪些情况下需要尽快就医?

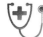　　肺是最容易发生感染的部位,肺炎已成为一种严重的公共卫生问题,基本上每1 000个人中就有5~10个发生肺炎,其中在社区发病的病死率为1%~5%,而在医院发病的病死率高达38.2%,那么哪些人群容易得肺炎呢?①老人和小孩:2岁以下的儿童及65岁以上的老人。②居住环境差的人群:比如处于空气污浊的、通风不好的、非常拥挤的环境中的人。③有不良生活习惯的人群:不良生活习惯如抽烟、喝酒、熬夜及过度劳累。④身体体质弱的、免疫力差的、长期卧床不起的、需要呼吸机治疗的以及慢性呼吸疾病的人群。大多数轻症肺炎患者不需要住院的,居家吃药或门诊输液治疗

就可以了，万一出现症状加重比如咳嗽剧烈、脓痰明显增多、气喘加重或者体温未降反升，尤其老年人精神变差、步态不稳、不想吃饭等，都需要尽快就医诊治。

4.肺炎的常见类型有哪些？

　　一到冬春季节，肺炎进入了高发期，部分肺炎患者甚至会死亡。肺炎发病率这么高，它又有哪些类型呢？①细菌性肺炎：最常见的是肺炎链球菌肺炎，目前流行的是支原体肺炎。②病毒性肺炎：其实病毒种类远比细菌多得多，近20年来的几次暴发，尤其是2020年的全球大流行，深刻改变了整个社会秩序，越来越引起人们的重视。③吸入性肺炎：在老年人当中多见，尤其有脑梗死、脑出血病史的老年人，在年龄超过65岁以上人群中发病率更高，又有人称其为"吃出来的肺炎"。④其他类型：如喜欢养鸟、养鸽子的人容易得真菌性肺炎，喜欢生吃鱼、牛肉等容易得寄生虫肺炎等。

5.肺炎都会传染吗？呼吸道传染病的传播途径有哪些？

　　肺炎是一种由细菌、病毒或其他微生物感染引起，也可以由物理和化学刺激引起的炎性疾病，细菌、病毒、真菌等微生物引起的肺炎主要通过呼吸道飞沫传播，也可以通过接触传播或者通过血液或通过邻近组织的感染传播。但并不是所有的肺炎都会传染，比如由于放射治疗引起的放射性肺炎、因吞咽障碍或神经反射障碍导致的吸入性肺炎、化学性肺炎及环境因素导致的过敏性肺炎等是没有传染性的。呼吸道传染病的传播途径主要有呼吸道飞沫传播和接触传播等，可经口腔、鼻腔、眼睛等黏膜直接或间接接触感染，接触被病毒污染的日用品也可能被感染。

？ 6. 感染流感会得病毒性肺炎吗？患病毒性肺炎有什么严重后果？

流感即流行性感冒，不同于普通感冒，可能会引起病毒性肺炎，目前影响最大的是甲流，100多年来全球爆发4次甲型流感大流行，造成了在人群中快速传播。离我们最近的一次是2009年甲型H1N1流感，大家有种深入骨髓的体会吧，几年前报道过一个甲流病毒性肺炎患者，花了100多万元，最终从死神手里挣脱出来。当然其他病毒性肺炎的破坏力也不容小觑，比如还未"走远"的新冠病毒肺炎，它的严重后果全世界都亲身经历了，尤其从2020年初开始，病毒不断变异着、攻击人类的身体各系统，数以百万计的人被它夺去了生命，活下来的人相当一部分留下了长久存在的并发症，让人十分痛苦。

7. 听说新冠肺炎引发很多"白肺"，病毒性肺炎就是"白肺"吗？

现在大家谈起新冠肺炎已不再像当初那么恐惧了，但是当"新冠"遇上"白肺"还是挺吓人的，因为过去的几年里因新冠肺炎进展为"白肺"的很多人都丢了性命。但并不是只要新冠肺炎病例的片子上出现白色区域就都叫"白肺"。一般来说肺部炎症面积达到70%~80%时才称为"白肺"，而且这时人是非常难受的，会呼吸急促、意识不清、昏迷，这是因为肺泡里的气体被液体代替或肺泡塌陷了，导致致命性的缺氧。

8. 吸入性肺炎是老年人的隐形杀手吗？

近年来我们国家老年人占比越来越高，尤其是80岁、90岁老年人越来越多，肺炎是他们的重要死因，而吸入性肺炎又是老年肺炎中的常见类型，占比高达80%。老年人在喝水、吃饭的时候容易出现呛咳，那些有脑血管病、老年痴呆、神经肌肉疾病及意识障碍的老年人，甚至出现隐形误吸，一般没有咳嗽、呛咳，非常隐匿，很难引起注意、重视，很容易误诊、漏诊，导致病情进展，甚至危及生命。说吸入性肺炎是老年人的隐形杀手一点都不过分。

与咳嗽相关的那些事儿 第二篇

9.什么是吸入性肺炎？

吸入性肺炎是由于意外吸入酸性物质及其他刺激性液体或气体导致的肺部化学性或细菌性炎症，表现为喉部痉挛、喘鸣剧咳、胸闷甚至呼吸困难，还有发热等症状。它是老年人肺炎中最常见的肺炎类型。有的吸入性肺炎患者是有症状的，能及时发现、及时治疗，但那些隐形误吸无咳嗽、气急及呼吸困难，甚至都不发热的吸入性肺炎，发病率高、病死率高，往往这部分患者才是最危险的。

10.为什么会得吸入性肺炎？

大家平常听到最多的是细菌性肺炎，其实吸入性肺炎也有不少，尤其高龄的老年人，有时突然就得了肺炎，出现不想吃饭、稍动一下就喘等症状，到医院时已经非常严重了，而且高龄老年人患肺炎约80%都是吸入性肺炎。主要原因在于误吸，原本吃进食管的食物因为吞咽障碍就跑到气管里了，再加上老年人感觉迟钝或者反应极差，异物一直在气管里，最终引发了肺炎。

11.如何避免醉酒引发吸入性肺炎？

每到逢年过节，总有一部分人酒后住院，甚至住进了ICU，而

喝酒可能会引起吸入性肺炎。醉酒后恶心呕吐，身体反应灵敏度下降，胃里面的东西就会进入到气管里，进而引发吸入性肺炎。如果气管被堵得太厉害了，也会发生窒息。既然酒后吸入性肺炎危害如此巨大，如何避免发生呢？首先饮酒要量力而行、切莫贪杯；其次如果喝醉了就侧着睡，千万不要平躺着睡，最好能有人照顾，万一吐了易发生窒息。若真的出现呼吸困难、颜面部青紫要第一时间拨打"120"，并尽量抠出口中呕吐物。

12. 查出支原体抗体阳性需要吃阿奇霉素吗？复查时还是阳性需要继续治疗吗？

这个问题是需要根据情况具体分析的，一般来说看到支原体抗体阳性只能说明感染过支原体，不一定为近期感染。因为感染后支原体抗体可以较长时间存在，是不是支原体肺炎要看肺炎支原体核酸的检测，尤其是支原体 RNA，它可以反映近期支原体感染。还可以结合肺炎支原体抗体滴度测定，如果结果大于等于 1∶160，或者双份血清支原体抗体滴度上升 4 倍以上，这些情况下要考虑进一步治疗，如口服阿奇霉素。如果复查时还是阳性，这要看病情的轻重程度及已经治疗的时间，比如轻症的支原体肺炎，疗程 10 天也就可以了，如果是重症的话至少 2 个疗程，1 个疗程为 10 天。所以如果说疗程已经结束了，大多数情况下就不需要继续治疗了。

13. 养鸟会得鹦鹉热衣原体肺炎或隐球菌肺炎吗？以后还能养鸟吗？

这些确定是养鸟惹的祸。尤其是那些免疫功能低下的人，在吸入含有鹦鹉热衣原体、隐球菌等病原菌以及接触排菌鸟及其污染物和粪便后发病。所以养鸟虽好，要当心肺炎。那以后还能不能养鸟了呢？答案是只要做好防护，还是可以的。首先要从正规宠物店购买鸟；其次人和鸟不要同居一室；之后要保持鸟巢、鸟笼清洁；打扫鸟巢时戴好口罩；一定要勤洗手；最后一旦发现患病宠物要及时扑杀，千万别心软。

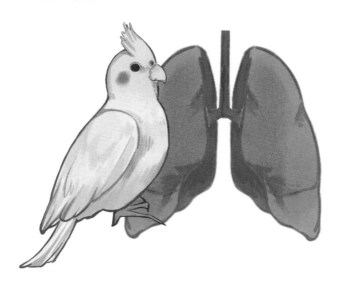

第七章
久咳会导致肺癌吗？

1. 长期咳嗽不愈，痰中偶见血丝，是肺癌的征兆吗？

这一症状并非肺癌的特异表现，但确实可能是肺部疾病的一种征兆。咳嗽和痰中带血可以是多种原因导致的，包括但不限于慢性支气管炎、支气管扩张、肺结核、肺炎等良性疾病，也可能是肺癌的早期信号。

2. 怀疑得了肺癌，要做哪些检查才能确诊？

首先应该尽快到正规医院进行相关检查，医生会根据患者的具体情况，如年龄、吸烟史、家族病史等因素，来制订相应的检查方案。

（1）影像学检查。胸部 X 线和 CT 扫描是筛查肺癌的常用方法。低剂量螺旋 CT 扫描可以更准确地检测到肺部结节和其他可能预示肺癌的病变。

（2）血液检查。通过抽血化验，检测肿瘤标志物如癌胚抗原（CEA）或神经元特异性烯醇化酶（NSE）的水平，这些指标的异常升高可能提示肺癌的存在，但需要注意，这些标志物异常并非表示明确肺癌，其他疾病或正常生理状态也可能导致其升高。

（3）内镜检查。利用支气管镜检查，可以通过鼻腔或口腔将细长的支气管镜插入肺部，直接观察支气管和肺组织，并获取活组织样本进行病理学检查，这是确诊肺癌的重要手段之一。此外，还可以通过胸腔镜或针吸活检等手段获取肺部病变组织的样本。

（4）病理学检查。通过支气管镜、胸腔镜或针吸活检等手段获取肺部病变组织样本，进行显微镜检查和病理学分析，这是确诊肺癌的"金标准"。病理学家通过观察细胞形态和结构，以及检测肿瘤的侵袭性和转移情况，来进一步确诊。

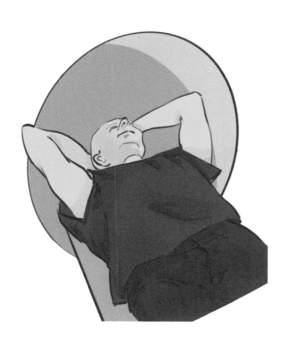

需要注意的是，以上检查并非都需要进行，医生会根据患者的具体情况和检查结果来制订相应的检查方案。同时，以上检查项目也可能因医院和医生的不同而有所差异。

3.肺癌可以预防吗？

肺癌是可以通过多种措施进行预防的。以下是一些建议：①吸烟是肺癌最常见的原因。因此，避免吸烟和及早戒烟是预防肺癌极为重要的措施。如果已经吸烟，现在就是戒烟的最佳时间，以减少对肺部的进一步损害。②减少接触污染物和致癌物质也很重要，包括避免暴露在二手烟、石棉、某些化学物质（如某些农药和燃料）以及其他已知的致癌物质中。③健康的生活方式也有助于预防肺癌，如保持适度的体重，进行适量的身体活动，以及保持均衡的饮食。饮食中应包含大量的蔬菜、水果和全谷类食物，这些食物富含抗氧化剂和其他有益健康的营养物质。④对于有家族病史或其他高危因素的人群，定期进行低剂量螺旋CT筛查可能会早期发现肺癌。

4.肺癌会引发咳嗽吗？有哪些常见症状？

肺癌是一种常见的肺部疾病，其主要病理机制是肺部细胞的异常增生。这种疾病不仅会对患者的呼吸系统造成严重的影响，还可能涉及全身多个系统和器官，导致患者出现一系列症状。

咳嗽是肺癌的常见症状之一。由于肺部肿瘤的刺激，患者可能会出现刺激性干咳，这种咳嗽往往比较剧烈，而且持续时间长。肿瘤还可能导致肺部感染，从而引发痰多的咳嗽。

肺癌的症状还包括痰中带血。这是因为肿瘤侵犯了肺部的小血管，导致血管破裂，从而出现痰中带血的情况。

肺癌还可能导致患者出现胸痛、呼吸困难、体重下降等症状。胸痛往往表现为不规则的隐痛或者钝痛，有时候会在咳嗽或者深呼吸时加重。呼吸困难则是由于肺部功能受损所导致，患者可能会感到气促、喘息或者胸闷。体重下降则是由于肿瘤的生长消耗了患者体内的能量，导致患者出现消瘦、乏力等症状。肺癌的症状还可能包括声音嘶哑、吞咽困难、面部水肿等。这些症状通常在肺癌晚期出现。

总之，肺癌的症状多种多样，有时候容易与其他疾病混淆。因此，如果出现以上症状，尤其是持续性咳嗽、痰中带血等，应及时就医进行检查，以便及早确诊和治疗。

5.肺癌有哪些类型？

根据不同的分类标准可以将肺癌划分为多种类型。根据肿瘤在肺部的位置，肺癌可以分为中央型肺癌和周围型肺癌。

根据病理组织学类型进行划分，肺癌主要包括非小细胞肺癌和小细胞肺癌。非小细胞肺癌占所有肺癌的80%以上，包括腺癌、鳞癌、腺鳞癌等类型。腺癌在女性中常见，而鳞癌在男性中更为常见。小细胞肺癌则是一种较为少见的类型，其恶性程度较高，生长迅速，且容易发生转移。这种分类方式对于预测患者的预后和制订治疗方案具有关键作用。

根据发展程度和是否出现远处转移进行分类，肺癌通常分为早期、中期和晚期肺癌。早期肺癌是指肿瘤局限于肺部原发病灶，没有出现远处转移；中期肺癌是指肿瘤已经侵犯周围血管和淋巴管，或者已经侵犯周围器官；晚期肺癌则是指肿瘤已经出现远处转移。

6.确诊肺癌为什么要分期评估？

肺癌的分期评估和评分系统在临床上有重要的意义，这是由于肺癌的治疗和预后与肿瘤的进展阶段密切相关。肺癌的分期评估通常采用TNM分期系统，其中"T"代表肿瘤原发灶的大小和是否侵犯周围组织，"N"代表区域淋巴结受累情况，"M"代表远处转移。通过详细的影像学检查、病理学检查以及其他相关检测，医生能够精确地确定肺癌的TNM分期，从而为患者制订针对性的治疗方案。早期发现肺癌有助于提高手术治愈率，而对晚期肺癌则可能需要采用保守治疗或综合治疗策略。

7.什么样的肺癌需要手术治疗？

手术治疗是治疗肺癌的重要手段之一，对于早期肺癌患者，手术可以有效地切除肿瘤，达到治愈的目的。

以下情况可能不适宜手术治疗：①晚期肺癌。如果肺癌已经发展到晚期，或者已经发生远处转移，手术治疗通常不是首选治疗方案。②高风险手术。对于某些肺癌患者，手术可能存在较高风险。

例如，肿瘤侵犯周围重要器官或大血管，或者患者年龄较大、身体状况较差、心肺功能不良等情况下，手术的风险和难度会增加。此时，医生需要权衡手术的利弊，并考虑其他保守治疗或综合治疗方案。③患者意愿。患者的主观意愿也是考虑手术治疗的重要因素之一。如果患者在得知病情后拒绝手术治疗，或者对手术持有强烈恐惧感，那么医生会尊重患者的选择，并采取其他适合患者的治疗方案。

8. 肺癌都可以靶向治疗吗？

 靶向治疗是一种针对肿瘤细胞特定分子靶点的治疗方法，相较于传统的化疗和放疗，其优势在于能够更精确地作用于肿瘤细胞，减少对正常细胞的损伤，从而提高治疗效果。然而，并不是所有的肺癌都可以进行靶向治疗。

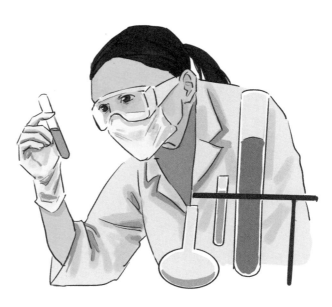

9.肺癌都适合免疫治疗吗？什么样的肺癌适合免疫治疗？

免疫治疗在肺癌中的适用性及优势主要体现在以下两个方面：

（1）非小细胞肺癌。约占肺癌总发病数的80%，其恶性程度相对较低，生长和扩散速度较慢。对于晚期非小细胞肺癌患者，特别是那些已经接受过化疗或其他治疗后仍出现疾病进展的患者，免疫治疗可以作为一种重要的二线或后续治疗方案。通过激活患者自身的免疫系统，免疫治疗能够更有效地识别并攻击癌细胞，从而达到控制病情、延长生存期以及改善生活质量的目的。

（2）小细胞肺癌。虽然小细胞肺癌生长迅速，易于转移，但对免疫治疗的响应率也相对较高。免疫治疗可以联合化疗或其他治疗方法，提高整体的治疗效果。对于局限期的小细胞肺癌患者，放疗和化疗仍然是主要的治疗手段，而免疫治疗则可以在此基础上进一步提高局部肿瘤的控制率和生存质量。然而，免疫治疗并非适用于所有肺癌患者。免疫治疗在肺癌治疗中的适用性受到一些限制，对于某些患者群体，免疫治疗可能不是最佳选择。

10.肺癌的抗血管生成治疗是怎么回事？

肺癌的抗血管生成治疗是一种创新的治疗方法，它通过抑制肿瘤组织周围的血管生成，从而切断肿瘤的营养供应，达到抑制肿瘤生长和扩散的目的。

在肺癌的治疗中，抗血管生成治疗通常与其他治疗方法相结合，如化疗、放疗等，以提高治疗效果。这种方法对于晚期肺癌患者来说，可以有效地缓解症状，提高生活质量，并延长生存期。

抗血管生成治疗的效果已经得到了广泛的认可，它已经成为肺癌综合治疗中的重要一环。未来，随着科学技术的不断进步和医学研究的深入，这种方法将会更加完善和有效，为更多的肺癌患者带来希望。

11. 肺癌在什么情况下需要放疗？

 放疗在肺癌治疗中是至关重要的。对于肺癌患者来说，放疗是一种非常重要的局部治疗手段。它可以通过高能射线照射肿瘤，杀死癌细胞或阻止其生长，从而达到缩小肿瘤、缓解症状的目的。在肺癌的治疗中，放疗通常被用来控制局部病灶，缓解症状，提高患者的生活质量。

对于那些无法进行手术切除的肺癌患者，放疗可以作为姑息性治疗的一种重要手段。对于肺癌脑转移的患者，放疗也是非常重要的治疗手段。脑转移是肺癌患者最常见的远处转移之一，可能会导致颅内压增高、神经功能障碍等症状。放疗可以缩小脑转移灶，缓解症状，改善神经功能，提高患者的生活质量。对于肺癌术后患者，放疗也在局部复发预防和控制方面起着关键作用。对于那些手术切缘阳性或存在高复发风险的患者，术后辅助放疗可以显著降低局部复发的风险，提高无复发生存期。对于晚期肺癌患者，放疗还可以与化疗、靶向治疗等其他全身治疗手段结合，以提高治疗效果。通过三维适形放疗或立体定向放疗等技术，可以精确控制放疗剂量和范围，使肿瘤得到更好的控制，同时减少周围正常组织的损伤。

需要注意的是，放疗并非肺癌的根治性治疗手段，而是作为一种局部治疗措施，需要与其他治疗方法如手术、化疗、靶向治疗等相结合，以达到最佳治疗效果。医生会根据肺癌患者的具体情况制订综合治疗方案，以提高治疗效果和患者的生活质量。

12. 肺癌患者都要化疗吗？化疗药物需要做药敏检测吗？

化疗在肺癌治疗中扮演着至关重要的角色，尤其是对于中晚期肺癌患者，化疗通常作为标准治疗方案的一部分。化疗能够抑制癌细胞生长和扩散，有时甚至能使癌细胞完全消失，从而缓解病情、延长生存期并改善生活质量。然而，是否所有肺癌患者都需要接受化疗，以及是否每位患者的化疗药物选择都应该进行药敏检测，这两个问题涉及肺癌治疗的个性化方案制订。

并不是所有肺癌患者都需要或适合接受化疗。肺癌的治疗需要根据肿瘤的病理类型、分期、患者年龄、身体状况及并发症等多方面因素进行综合考虑。例如，对于早期肺癌患者，如果癌组织局限于肺部且没有发生淋巴结或远处转移，那么手术切除肿瘤可能是首选治疗方案，此时化疗并非必需。而对于某些特定类型的肺癌如小细胞肺癌，化疗则是主要且必要的治疗手段。对于第二个问题，化疗药物的药敏检测并不是所有肺癌患者都必须进行的步骤。药敏检测是一种实验方法，通过检测癌细胞对特定药物的敏感程度，以帮助医生为患者选择更有效的化疗方案。

此外，对于一些晚期肺癌患者，尤其是那些已经接受过多线治疗的患者，肿瘤细胞可能已经产生了耐药性，这时药敏检测的结果可能并不理想。在这种情况下，医生可能需要综合考虑患者的病情、身体状况以及可获取的治疗资源，来制订更为合适的化疗方案。

13.肺癌治疗后复发怎么办？

 面对肺癌治疗后的复发，患者首先需要保持冷静，并立即就医以获取专业医生的建议和治疗方案。复发并不意味着治疗的结束，而是一个新的治疗阶段的开始。患者应该积极配合医生进行进一步的检查，如CT扫描、MRI、PET-CT等，以准确评估复发的程度和病情的进展。

在获得详细的检查结果后，医生将根据患者的具体情况制订针对性的治疗方案。这可能包括再次手术、放疗、化疗、靶向治疗或免疫治疗等手段。肺癌治疗后复发再治疗是一个复杂的过程，患者需要和医生共同努力，通过密切的沟通、详尽的检查和精准的治疗，最大限度地提高治疗效果，改善生活质量和预后。在此过程中，患者应保持积极乐观的心态，充分信任医生，积极配合治疗，共同面对复发这一新的挑战。

14.晚期肺癌引发骨转移疼痛怎么办？

（1）药物治疗。根据疼痛程度，医生会给予相应的止痛药物，包括非处方药和处方药。对于轻度疼痛，可以使用非甾体抗炎药（如布洛芬）；对于中度至重度疼痛，可能需要使用阿片类药物（如吗啡）。请注意，这些药物的使用应在医生的指导下进行，以确保安全和有效。

（2）放疗。放疗是一种常用的治疗方法，可以减轻骨转移引起的疼痛。高能 X 射线照射疼痛部位，可以减轻或消除疼痛感觉，同时有助于控制肿瘤的生长。

（3）手术。对于某些特定的骨转移病例，医生可能会考虑进行手术以减轻疼痛。

15.晚期肺癌患者面颈部及双上肢水肿是怎么回事？

晚期肺癌患者面颈部及双上肢出现水肿，是一种复杂的症状表现，由多因素综合影响所致。首先，肺癌晚期癌细胞扩散转移，可能压迫上腔静脉，导致血液回流受阻，从而引发肢体末端水肿。其次，肺癌患者接受化疗、放疗等治疗手段时，身体各项功能受损严重，特别是心、肝、肾等重要脏器功能下降，易导致体内代谢产物排泄不畅，水分滞留体内引发水肿。同时，肺癌晚期患者常常伴有营养不良、低蛋白血症等问题，血浆胶体渗透压降低，使得水分从血管内渗出至皮下组织，进一步加重水肿程度。因此，对于肺癌晚期患者出现面颈部及双上肢水肿的情况，需全面考虑多种可能性，并结合临床检查和病史进行精准诊断，以便给予患者针对性的治疗和护理措施。面对这种情况，家属要和医护人员一起积极采取措施，缓解患者的不适。治疗方式主要是针对肺癌病灶本身，积极进行化疗、放疗或靶向治疗，减轻肿瘤对上腔静脉的压迫，改善血液回流。

16. 听医生说肺癌患者要进行MDT，什么是MDT？

MDT（Multidisciplinary Team），也就是多学科协作组，它是一种在医学领域中越来越受到重视的治疗模式，尤其对于肺癌这样的复杂疾病更是如此。MDT模式集合肿瘤学、外科、放疗、内科、影像、病理、护理等多学科专家的智慧和力量，共同参与到肺癌患者的诊断、治疗计划制订及跟踪康复过程中。

具体来说，肺癌患者在确诊后，会经过MDT团队进行全面细致的评估，包括肿瘤的大小、位置、病理类型、TNM分期，以及患者的年龄、基础疾病状况、肺功能承受力等因素。根据这些详尽信息，MDT团队会协同讨论并制订个性化的综合治疗方案，可能涉及的治疗手段包括手术、放疗、化疗、靶向治疗、免疫治疗以及姑息治疗等。这种方式能够最大限度地提高治疗效果，延缓疾病进展，改善患者生活质量，并尽量减少不必要的副作用。同时，MDT模式还强调对肺癌患者进行全程化管理，从诊断开始直至康复和随访。在这个过程中，MDT团队会定期评估和监测患者的病情变化，根据实际情况调整治疗方案。并且，MDT模式鼓励患者及其家属积极参与，提供全面的心理支持和人文关怀，确保患者的生理、心理和社会适应等方面都得到妥善照顾。

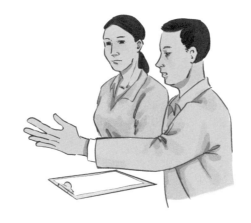

17.肺癌脑转移了，还能治好吗？

　肺癌脑转移的发生并不意味着病情无可挽回，尽管这种情况在肺癌发展过程中属于相对晚期的阶段，但仍存在多种治疗手段可供选择。首先，确诊肺癌脑转移后，患者应及时就医，接受专业神经内科或神经外科医生的评估，通过详细的影像学检查和必要的血液检测，了解转移瘤的大小、位置、数量以及原发肺癌的病理类型等信息，为后续治疗提供依据。

治疗策略上，可采用局部治疗与全身治疗相结合的方法。局部治疗包括手术、立体定向放疗（如伽马刀、射波刀等）以及化疗栓塞等，旨在尽可能地控制或缩小脑部病灶，缓解症状，提高生活质量。同时，针对肺癌本身，应根据病理类型、分子分型以及患者的身体状况，制订个性化的全身治疗方案，包括化疗、放疗、靶向治疗、免疫治疗等综合手段。随着医学技术的进步，肺癌脑转移的治疗效果已经得到了显著提升。通过综合治疗，大多数患者的症状可以得到有效控制，生活质量可以得到显著改善。

在治疗过程中，患者应保持积极乐观的心态，配合医生制订最适合自己的治疗方案。

18. 对肺癌可以用中医中药治疗吗？

治疗肺癌是可以用中医中药的，主要是根据患者的具体病情和身体状况，通过辨证论治的原则，制订个性化的治疗方案。需要注意的是，中医中药治疗肺癌应当在专业中医师的指导下进行，切勿盲目偏信偏方验方，以免延误病情或产生不良反应。

在当今社会，中医中药治疗肺癌不仅在国内受到重视，在国际上也开始得到一定的认可。越来越多的临床研究证实，中医中药治疗肺癌可以减轻放疗或化疗的毒副作用，提高患者的生活质量，实现带瘤生存，并延长患者的总体生存期。

19. 听说肺癌被纳入国家慢性病管理，肺癌是慢性疾病吗？

肺癌并非传统意义上的慢性疾病，而是属于重大疾病范畴。在我国，肺癌的发病率和死亡率均呈持续上升趋势，且由于环境污染、吸烟等因素的影响，其发病年龄也逐渐年轻化。尽管肺癌的进展速度和病程长短因个体差异而异，但总体来说，肺癌是一种进展迅速、危害性大的疾病。

肺癌纳入国家慢性病管理范畴，并非简单地被视为一种慢性疾病，而是为了更好地规划和配置医疗资源，提高患者的管理水平和生活质量。通过慢性病管理，肺癌患者可以有效地降低并发症发生率，提高生存期和生活质量。

20.ADC治疗晚期肺癌是未来的方向吗？

 晚期肺癌患者有化疗、放疗、靶向治疗、免疫治疗等，随着精准医疗的发展，选择适合自己的治疗方案至关重要，新近的研究热门抗体偶联药物（Antibody-Drug Conjugates，ADC）将靶向抗体与高效细胞毒性药物通过链结子连接，被形象地称为"魔法子弹"，也就是一种新型的治疗策略。ADC能够特异性地结合癌细胞表面抗原的靶点，并在细胞内部释放药物，从而实现对癌细胞的精准打击，在晚期肺癌的治疗中显示出良好的前景。

多项针对ADC治疗晚期肺癌的临床研究表明，ADC能够有效延长部分类型晚期肺癌患者的生存期，同时减少传统化疗带来的副作用，在晚期肺癌中展现出良好的潜力和前景。但ADC药物可能引起免疫原性反应，如过敏反应等，因此，在使用ADC治疗时，患者应该根据自己的病情、身体状况、年龄、经济能力等实际情况与医生进行充分的沟通和交流，选择适合自己的治疗方案。

肺小结节等于肺癌吗？

第八章
反复间断干咳，引起间质性肺病是怎么回事？

1. 什么是间质性肺病？它与间质性肺纤维化是一回事吗？

说到间质性肺病，要先了解一下什么是肺间质。通俗地说，肺就像一座房子，肺实质好比一块砖头，肺间质就好比砖头之间的钢筋水泥，从中黏合固定每一块砖头；倘若没有钢筋水泥，砖头就很难固定，容易受到外界因素的影响而散架，甚至导致房屋倒塌。

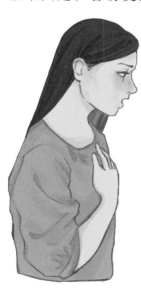

间质性肺病是累及肺间质和肺泡、细支气管的一组疾病，刚开始发病的时候可能没有什么不舒服，慢慢就会出现咳嗽、胸闷的表现，另外有些患者还会出现胸痛、咯血等症状。咳嗽和胸闷在其中最为常见，越往后症状越明显。如果间质性肺病因结缔组织病而引起，还会表现出骨骼肌疼痛、皮疹、疲乏、发热、关节疼痛等症状。至于间质性肺病和间质性肺纤维化的区别，其实间质性肺病是一大类病的总称，肺间质性纤维化是间质性肺病里的一种可能的结果或阶段，也就是说当间质性肺病发展到一定程度，一部分患者肺里面就会开始纤维化。因此，间质性肺病和间质性肺纤维化虽然有所关联，但并不完全相同。

2.哪些因素会导致间质性肺病？

间质性肺病不是一种疾病，而是一大类疾病，原因有很多。目前所了解的病因包括：①环境因素：有的人职业是煤矿工人、装修工人，工作中粉尘接触如接触煤尘、矽尘、石棉、金属粉尘等；家里养鸽子，家里居住环境潮湿，接触发霉的家具；农民接触发霉的干草、涂料；特殊工种接触羽绒制品、涂料等。②疾病因素：一些自身免疫性疾病的患者，像类风湿关节炎、硬皮病、干燥综合征、系统性红斑狼疮、血管炎等，也可能因病导致肺部炎症和纤维化。③其他：做放射治疗，服用抗肿瘤化疗药物、靶向药物、免疫检查点抑制剂、抗心律失常药物（如胺碘酮）等，这些治疗及药物也可能导致间质性肺病。④原因不明确的：有些间质性肺病不一定能找到明确的病因，可能与吸烟、衰老、环境因素、免疫功能失调、肺泡损伤和修复功能失调、遗传相关。

3.如何确诊间质性肺病？

 通常来说，得了间质性肺病首次就诊时，医生会首先询问患者症状、职业、用药、家庭环境、吸烟等相关问题，以初步寻找一些可能的病因，然后让患者做很重要的一项检查，即胸部的高分辨CT，同时还有检测风湿相关指标等抽血化验，还会进行肺功能检查。根据病情需要，有一些患者还会进行支气管镜检查，对难以诊断的患者可能在充分评估后行外科肺活检等。

4.为什么说风湿系统疾病是间质性肺病的隐形杀手？得了结缔组织相关性肺疾病该怎么办？

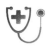

主要是因为风湿性疾病与间质性肺病之间存在多种相关联因素。风湿系统疾病的病因是人体免疫系统出了问题，对人体结缔组织进行攻击，其中肺间质是攻击的对象之一。有大约70%的结缔组织病患者可能会发生肺部损害，其中又有5%~15%的患者会发展为肺纤维化，叫结缔组织疾病相关的间质性肺病。

当诊断出结缔组织相关性肺疾病时，应采取以下措施：①治疗基础疾病：针对结缔组织病进行积极的治疗，以减轻其对肺部的损害，在出现严重肺纤维化前，肾上腺皮质激素及其他免疫抑制剂等治疗可能有效。②预防和及时治疗呼吸道急性感染：保持呼吸道通畅，避免感染的发生，以防止肺部病变的进一步恶化。③对症和支持治疗：根据患者的具体症状，采取相应的治疗措施，如使用支气管舒张剂、吸氧等，以改善患者的呼吸功能。④晚期心、肺功能衰竭治疗：对于已经出现心功能或肺功能衰竭的患者，应采取相应的治疗措施，如使用强心剂、利尿剂等，以改善心功能；使用呼吸机等设备，以辅助呼吸。

总之，对于风湿系统疾病引起的间质性肺病，应早期诊断、积极治疗，以减轻症状、控制病情发展，提高患者的生活质量。

5. 得了过敏性肺炎该咋办？对花粉过敏会引起过敏性肺炎吗？

一提到过敏这个词，大家不由自主地就会想到鼻子痒、打喷嚏、皮肤泛起红疹。那过敏性肺炎又是怎么回事呢？肺也会过敏吗？答案是肯定的，主要是一些容易过敏的人反复吸入了气雾微粒、某些化学物质后引起肺部损伤。过敏性肺炎并不像其他过敏性疾病那么好诊断，有时候找不到过敏原，再加上影像不典型，所以容易漏诊，经常延误诊断。一旦被确诊，需要避免接触过敏原及脱离致病环境，必要时及时去看医生。对于进展性过敏性肺炎的患者，用了药物治疗后效果还是不好，严重的可能需要肺移植。

对于花粉过敏是否会引起过敏性肺炎，每个人情况不一样，这取决于个人的过敏史和过敏程度。花粉是一种常见的过敏原，对于过敏体质的人来说，吸入花粉可能会引起呼吸道过敏，包括过敏性肺炎。因此，如果一个人对花粉过敏，那么在花粉季节要特别注意避免接触

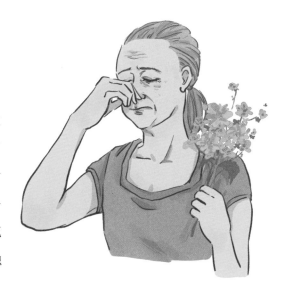

花粉，例如减少户外活动、关闭窗户和门、出门戴口罩等。

6.药物会引起间质性肺病吗？如何避免？

有一些药物确实会引起间质性肺病，比如抗肿瘤的化疗药、免疫药物、抗生素、治风湿病的药，还有治心血管病的药等。原因可能是药里的某些成分直接伤了肺，也可能是身体对药产生了过敏反应。所以在吃这些药物的时候，真要特别小心。

要避免药物引起的间质性肺病，可以采取以下措施：①在使用可能引发间质性肺病的药物时，应按照医生的指导进行，不要自行增减药物或改变用药方式；②需要长期使用这些药物的患者，应定期进行身体检查，以便及时发现并处理可能出现的肺部问题；③如果在用药过程中出现任何不适，如咳嗽、咳痰、气喘等，应及时就医，并向医生详细描述自己的用药情况；④已经确诊为间质性肺病的患者，应根据医生的建议调整药物使用，尽量避免使用会加重病情的药物。

7.哪些职业和环境暴露更容易罹患间质性肺病？

首先就是那些每天跟粉尘、有害气体"打交道"的矿工、建筑师傅们。还有就是住在空气污染严重的地方，或者经常接触化学物品的人，也得小心点。那些不好的空气和化学物质，同样会让肺"生病"。另外长期吸烟也会破坏肺部结构，引发肺部炎症和纤维化，最终导致间质性肺病。此外，有肺部基础疾病和免疫功能低下的人，得间质性肺病的风险也较高。所以说从事高风险职业、生活环境差以及免疫异常的人群，应加强对间质性肺病的认知，可以通过改善工作环境、加强个人防护、定期进行肺部检查的方式，降低间质性肺病的发病风险。

8. 间质性肺炎与其他类型肺炎有何不同？

间质性肺炎主要是肺里的一些小空隙和连接的地方发炎了，有的还可能发展成纤维化，而其他类型的肺炎大多是肺实质发炎了。前面说到间质性肺病的原因挺复杂，而其他类型肺炎的原因就比较直接了，比如细菌性肺炎的病因就是细菌感染，病毒性肺炎的病因就是病毒感染。在治疗上，间质性肺炎得根据不同的原因来治，通常包括避免已知的致病因素，使用免疫抑制剂、抗纤维化药物等，以及对症治疗如吸氧、肺康复等。治疗其他类型肺炎常包括使用抗生素、抗病毒药物，以及对症治疗如止咳、祛痰等。由于间质性肺炎可能导致肺部的纤维化，这可能会使疾病进程不可逆，因此它比普通肺炎预后差。

9. 如何判断自己得了间质性肺病？

其实主要就是看身体有没有那些典型的症状，比如呼吸很困难，特别是稍微动一动，这种感觉更明显；还有就是干咳会持续很久。有时，可能有其他的症状，比如觉得身上哪里都痛，容易累，发热，或者关节疼等。要是觉得自己有上面这些症状里的一种或者几种，那就要去医院了。医生会根据体格检查、实验室检查、影像学检查、肺功能检查等，进一步明确诊断，就医者是不是得了间质性肺病。

❓ 10. 间质性肺病的症状会随着病程的发展而有所变化吗？

 得了间质性肺病的人，他的肺就像是个慢慢变坏的机器，症状会随着时间一点点变得更糟。刚开始可能没什么感觉，偶尔咳嗽几声，或者运动之后觉得有点喘不过气，然而这些症状会越来越明显，可能稍微动一下就觉得累，咳嗽也停不下来。更糟糕的是发展到末期后，机体缺氧而离不开氧气，甚至无法下床活动。此外这种病还可能带来其他的问题，比如说影响到心脏，让人觉得心慌。还有一部分患者随着疾病的加重，出现身体乏力、消瘦、食欲不振等全身症状。所以得了间质性肺病，最重要的还是及早治疗，争取可逆部分，控制病情发展，改善症状，从而提高

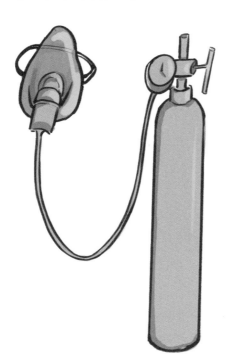

临床的疗效。

11. 间质性肺病是否会对患者的呼吸功能造成永久性损害？

　　间质性肺病患者由于肺部炎症、纤维化导致呼吸变得困难，就像跑步后喘不上气那种感觉。这种病是否会对患者的呼吸功能造成永久性损害，主要与疾病的类型、严重程度、治疗方法和患者的整体健康状况有关。在一些情况下，间质性肺病可能会导致肺部不可逆损伤，从而对患者的呼吸功能造成永久性损害，患者出现呼吸困难、缺氧，以及其他与呼吸功能相关的健康问题。而一些类型的间质性肺病可能在早期得到诊断并及时治疗后，能够减缓或逆转病情的发展，从而避免或减轻对呼吸功能的损害。

12. 如何评估间质性肺病的严重程度？

　　间质性肺病的严重程度评估涉及多个方面。首先，临床症状的观察和评估是判断间质性肺病严重程度的基础。根据症状的持续时间和严重程度，可对病情有一个初步的判断。例如，持续性干咳、气促、进行性呼吸困难等症状可能表明病情较为严重。其次，影像学检查在评估间质性肺病的严重程度中起着重要作用。胸部高分辨 CT 检查可以清晰地显示肺部病变的范围、程度和性质。如果 CT 检查结果显示肺部病变广泛、纤维化严重，或者出现牵拉性支气管扩张、蜂窝肺病变等，这时通常表明病情较重。此外，血液检查、肺功能检查以及病理学检查也是评估间质性肺病严重程度的重要手段。这些检查可以提供关于肺功能、炎症程度、纤维化程度等方面的信息。最后，病因的确定也对评估间质性肺病的严重程度具有重要意义，不同的病因可能导致不同的结果。

间质性肺病的严重程度评估是一个动态的过程，随着病情的变化和治疗的进行，评估结果也可能会有所变化。因此，患者需要定期进行复查和评估，以便及时调整治疗方案并保持病情的稳定。

间质性肺病确实是一种治疗起来相对复杂的病，它的预后与病因、个体、病情进展速度及治疗反应有关。总的来说，间质性肺病是持续发展的，其预后整体而言并不理想。病程长短和病情发展的快慢有关，另外不同类型的间质性肺病预后也有所不同。继发性间质性肺病，如由全身性疾病（如类风湿关节炎）引起的，其预后与原发病的发展速度和治疗效果密切相关。对于由外因（如环境污染、药物反应等）引起的间质性肺病，在消除致病因素后，肺间质纤维化的进程可能停止，预后相对较好。对于疗效很差的晚期肺纤维化患者，肺移植可能是一种治疗选择。然而，肺移植手术风险较高，术后需要长期服用免疫抑制剂，因此并非所有患者都适合接受这种治疗。总的来说，虽然间质性肺病的预后较差，但通过早期的规范治疗和有效的管理，病情可以得到一定程度的控制。

14.间质性肺病有哪些治疗方法？能治好吗？

间质性肺病的治疗方法主要包括：①病因治疗：例如，对于吸烟引起的间质性肺病，必须戒烟；对于过敏性肺炎引起的，需要寻找过敏原并脱离接触；对于风湿系统疾病引起的，需要积极治疗原发病等。②药物治疗：包括激素类药物（如泼尼松或甲泼尼龙）、抗风湿药物（如环磷酰胺和硫唑嘌呤）以及抗纤维化药物（如尼达尼布和吡非尼酮等）。③氧疗：对于血氧比较低或者有肺动脉高压的低氧患者，需要积极进行家庭氧疗。④环境调整：如果间质性肺病是由环境因素引起的，比如职业性粉尘暴露或家居环境污染，则必须改善工作环境和居住条件。⑤肺移植：对于疗效很差的晚期肺纤维化的患者，可以考虑进行肺移植。另外肺康复训练也很重要，经过积极的治疗和管理，病情可以得到显著的控制和改善，但完全治愈可能比较困难。因此，早期诊断、积极治疗和长期管理对于控制病情、提高生活质量至关重要。

15.听说肺纤维化需要肺移植？有哪些间质性肺病需要肺移植呢？

说到肺纤维化，大家可能都听说过肺移植这个方法。但并不是所有肺纤维化的患者都需要这么做。当患者病情变得很严重，药物治疗效果不好，才会考虑肺移植。比如说，特发性肺纤维化、进展性肺纤维化，还有那些因为药物或者放疗导致的肺损伤，这些都是可能导致需要肺移植的间质性肺病。需要注意的是，肺移植前需在全面评估患者整体健康状况、病情严重程度及手术风险的基础上进行决策。

16. 间质性肺病患者如何改善生活质量？什么情况下需要家庭氧疗？

间质性肺病患者想要生活得更好，可以考虑以下建议：①保持规律的运动：虽然间质性肺病患者不能进行耗氧量多的剧烈运动，但是适量的运动还是有助于提高肺活量，改善生活质量，例如散步就是一种适合间质性肺病患者的运动方式。②健康的生活习惯：戒烟和保持良好的营养。③避免外源性过敏原：患者应避免接触可能引发过敏的物质，如羽毛球、陈旧棉絮、发霉稻草、污染的加湿器等。④保持良好的心态：保持乐观的心态，有助于疾病的恢复。⑤家庭氧疗：它在间质性肺病的治疗中同样扮演着重要的角色，长期的家庭氧疗有助于减缓疾病的进展，当间质性肺病的患者感觉平

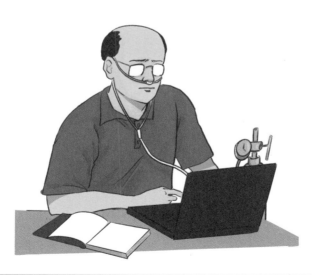

时呼吸有点困难，活动一下就容易喘不过气，脸色也变得不太好看，可能就需要在家里吸氧了。

17. 间质性肺病患者是否需要定期复查？

间质性肺病患者一定要记得定期复查。定期复查可以帮助自己及时了解病情变化，从而调整治疗方案，以达到更好的治疗效果。通常复查包括查体、肺功能检查、影像学检查等，有时还要抽血化验。同时在复查的过程中，最初被诊断特发性肺纤维化又找不出病因的一部分患者，在后期复查的过程中可能被诊断为其他原因造成的间质性肺病，从而进行药物的调整。在复查过程中，医生可能会采用多种检查手段，如CT、肺功能检查、血液检查等，以全面了解患者的病情。根据病情严重程度以及所使用的药物，复查时间可能会有所不同，一般建议在3~6个月进行一次复查。

18. 间质性肺病患者如何应对情绪问题？

间质性肺病患者在情绪上有点波动是很正常的。因为这个病可能会让人觉得身体不舒服、呼吸不顺畅，日常生活也变得不方便，这些都会让人心情低落、焦虑或者烦躁。这里有几点建议：①保持心情舒畅，自我减压：可以找家人、朋友聊聊天，说说自己的感受。②保持精神乐观：保持乐观和积极的心态也很重要，去做做自己喜欢的事情，跟朋友们一起出去玩玩，让生活充实起来。③缓解压力，告别忧郁：有些患者得知自己患了肺纤维化之后，就会感到情绪低落，意志消沉，从而在心理上造成极大影响，因此，患者要学会缓解压力，告别忧郁，可以采用适当的方式如听音乐、做运动等。④正视疾病：保持平和的心态，积极配合医生治疗，按时服药，同时做好长期服药的心理准备，坚持治疗，要相信，虽然疾病带来了一些困扰，但只要积极治疗、保持好的心态，一样可以享受美好的生活。

❓ 19.间质性肺病患者需要锻炼身体吗？如何选择合适的运动方式？

 间质性肺病患者适当运动对身体可是有很大好处的，可以让呼吸更顺畅，身体更有劲。不过在选择运动的时候得注意一下：①运动强度。间质性肺病患者应避免高强度的运动，以免加重肺部负担。建议选择低强度或中等强度的运动，如散步、慢跑、太极拳等。②运动时间。运动时间不宜过长，以免过度疲劳。患者可以根据自己的身体状况，逐渐增加运动时间。③运动频率。建议间质性肺病患者每周进行数次运动，以保持身体的活跃状态。此外，呼吸训练也是间质性肺病患者非常适合的运动方式，如深呼吸、腹式呼吸等。这些训练可以帮助患者改善呼吸功能，缓解症状。总之，间质性肺病患者在选择运动方式时，应遵循适量、适时、适度的原则，避免过度劳累。同时，在运动过程中，患者应密切关注自己的身体状况，如出现气喘、胸闷等不适症状，应立即停止运动并及时就医。

20.间质性肺病患者如何应对气候变化？

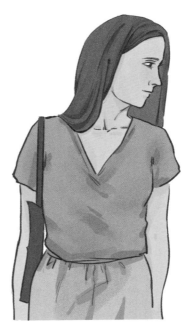

首先，患者需密切关注气温变化，合理增添衣物，以维持身体适宜的体温，避免因受凉而诱发或加重呼吸道症状。其次，患者应注重个人防护，减少与感冒人群的接触，保持室内环境清洁和空气流通，并养成勤洗手、戴口罩等良好的卫生习惯，以降低感染风险。此外，空气质量对间质性肺病患者的影响不容忽视。患者应关注空气质量指数，在空气质量较差时尽量减少户外活动，或采取必要的防护措施，如佩戴专业防护口罩等。同时，患者应严格按照医嘱规范用药，不得随意停药或更改剂量，以确保病情的稳定控制。在气候变化导致病情波动时，应及时就医，调整治疗方案。所以说应对气候变化需采取综合性的措施，以维护呼吸系统的健康，提高生活质量。

1. 胸膜病变为什么会引起咳嗽？

胸膜发生病变时，位于胸膜上的咳嗽感受器受到了刺激就会诱发咳嗽表现，比如胸膜增厚、粘连和钙化等病理改变都会对胸膜上咳嗽感受器产生刺激。这些变化可能是由于感染（如细菌、结核分枝杆菌等）、药物反应、结缔组织疾病或肿瘤等因素引起的。当这些疾病发生时，胸膜上咳嗽感受器接受刺激后释放的信号会传递到延髓咳嗽中枢，从而引发咳嗽反射。对于由胸膜病变引起的咳嗽，治疗的关键是明确病因并采取相应的治疗措施。例如，如果是细菌、结核菌感染导致的胸膜炎，可以使用抗生素或抗结核药物进行治疗；如果是药物反应引起的胸膜病变，可能需要停药或更换其他药物。同时，患者也需要注意休息、避免劳累，保持室内空气新鲜，避免刺激性食物和药物，以促进身体的恢复。

2.胸腔积液有哪些常见病因？

　　胸膜腔是由紧贴于肺表面的脏层胸膜和紧贴于胸廓内壁的壁层胸膜在肺根处相互移行形成的一个密闭腔隙，人体胸部左右各有一胸膜腔，且二者互不相通，腔内没有气体，仅有少量浆液。胸膜腔内液体超出正常水平，这就是通常所说的胸腔积液。咳嗽、胸闷和胸痛伴有胸腔积液的常见病因有：①肺部感染：当患有肺炎、肺结核等疾病，病情反复发作且得不到及时治疗，可能会诱发胸膜局部炎症反应，最终导致胸腔积液的发生；②心脏疾病：如充血性心力衰竭、缩窄性心包炎等疾病，它们会影响胸膜腔内的液体形成和重吸收之间的平衡，导致液体形成过快或吸收过缓，进而引发胸腔积液；③恶性肿瘤：尤其胸膜间质皮瘤等恶性肿瘤，随着病情的深入，肿瘤细胞侵犯胸膜时，胸膜通透性增加也会引发胸腔积液；④外伤：胸部受到较严重的可导致胸膜通透性增加的外伤时，可能会导致胸腔积液，使得患者出现胸痛、咳嗽等症状。除以上情形外，结缔组织疾病、药物引起的胸膜疾病等也可导致胸腔积液。因此，当检查发现胸腔积液时，需要及时就医，医生通过详细的病史询问、体格检查和必要的实验室检查，如影像学彩超或CT检查、胸水生化检查等，来明确积液的性质和病因，从而进行针对性的治疗。同时，保持良好的生活习惯，增强免疫力，也有助于预防胸腔积液的发生。

3.胸膜炎有哪几种？

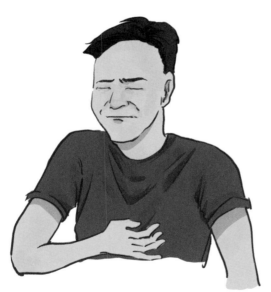 胸膜炎是发生在胸膜腔内、由多病因导致的胸膜炎症。主要有以下几种类型：①结核性胸膜炎：它是由结核分枝杆菌及其代谢产物进入高敏状态的胸腔引起胸膜浆液生成与重吸收异常的炎症；②病毒性胸膜炎：因胸膜感染病毒而出现的胸膜炎症，与结核性胸膜炎相似，容易混淆；③真菌性胸膜炎：临床上较为少见，常见于胸腔引流、肺恶性肿瘤切除术后及肺真菌病手术等操作后患者胸腔继发真菌感染引起，诊断和治疗较为困难；④细菌性胸膜炎：这是最常见的一种胸膜炎，是由细菌感染引起，常见细菌有金黄色葡萄球菌、克雷白杆菌、厌氧菌等，可根据相关检查明确感染的病原菌后给予针对性抗感染治疗。

4.结核性胸膜炎常有哪些临床表现？会传染吗？

 咳嗽是结核性胸膜炎的症状之一，结核性胸膜炎本身不具有传染性。结核性胸膜炎是由结核分枝杆菌侵入机体感染胸膜腔引起的炎症，而胸膜腔是一个密闭的腔隙，感染之后不会向外排出结核分枝杆菌。因此，结核性胸膜炎不会传染给他人。然而需要注意的是，如果结核性胸膜炎同时伴有浸润性肺结核，且存在痰化验结核分枝杆菌阳性的情况，就有可能传染给他人。这是因为肺结核是一种慢性传染病，当患者打喷嚏、咳痰或大声讲话时结核分枝杆菌会随飞沫排到空气中，当其他人吸入含有结核分枝杆菌的飞沫时，就可能被传染。因此，如果担心自己可能患有结核性胸膜炎或肺结核等传染病，请及时就医并遵循医生的建议进行治疗。同时，保持室内空气流通、避免与他人近距离接触、保持良好的个人卫生习惯等，也有助于减少传染的风险。

5. 癌性胸水也会引发咳嗽、胸痛、胸闷，与结核性胸膜炎有什么不同？

癌性胸水与结核性胸膜炎在症状上有一些相似之处，如咳嗽、胸痛和胸闷等，但二者的主要区别在于病因、病情发展和治疗方法等方面。癌性胸水通常是由于肿瘤细胞直接生长或转移至胸膜导致的，这说明患者可能有肺癌或其他恶性肿瘤（乳腺癌、消化道肿瘤等）。癌性胸水的病情相对比较复杂，前期症状可能不明显，随着病情的发展，患者会逐渐出现胸闷、咳嗽、气短等症状，甚至还可能发生咯血等情况。如果没有及时进行针对性的治疗如穿刺引流、抗肿瘤治疗等，癌细胞还可能进一步扩散和转移至其他脏器，增加治疗的难度。结核性胸膜炎则是由结核分枝杆菌感染引起的，除了会导致患者出现胸腔积液外，还会引发咳嗽、发热、畏寒、盗汗、食欲不振、体重下降等一系列症状。结核性胸膜炎的病情发展相对较慢，可以通过抗结核药物进行治疗。

总的来说，二者有一些相似的症状，但它们在病因、病情发展和治疗方法等方面存在明显的差异。因此，如果出现咳嗽、胸痛和胸闷等症状，建议及时就医，以便医生根据具体病情进行诊断和治疗。

6.久咳不愈可能是恶性胸膜间皮瘤引起的吗？

恶性胸膜间皮瘤是一种较少见的恶性疾病，是位于胸膜上的一种能够分泌糖蛋白、起润滑作用的间皮细胞出现恶变后导致的，其症状包括慢性咳嗽、胸痛和呼吸困难等，与许多其他呼吸系统疾病相似，及早发现非常困难。早期的恶性胸膜间皮瘤患者会出现胸部隐痛，甚至出现呼吸困难；晚期的胸膜间皮瘤患者会出现剧烈胸痛，有大量胸腔积液，非常影响患者的生活质量。恶性胸膜间皮瘤通常在晚期才能确诊，一般来说，半数人的存活寿命仅为8~14月，诊断后能存活5年的患者仅为10%。可见其侵袭性非常强，危害非常之大。除了恶性胸膜间皮瘤外，久咳不愈还可能与其他疾病有关，如慢性咽炎、气管异物、肺结核等。因此，久咳不愈的患者应提高警惕，及时就医，进行全面的检查和诊断，以便早期发现和采取有效的治疗措施。同时，也要注意保持良好的生活习惯和健康的生活方式，预防呼吸系统疾病的发生。

7. 哪些原因会诱发恶性胸膜间皮瘤？

恶性胸膜间皮瘤是一种慢性、致死率很高的恶性肿瘤，较为凶险。其可能的诱发原因主要有以下几点：①接触石棉。从事石棉加工工作，长期吸入石棉纤维，可能导致胸膜间皮细胞的染色体和DNA损伤，进而引发恶性胸膜间皮瘤。从石棉暴露到恶性胸膜间皮瘤发病潜伏期长，平均为35~40年，石棉纤维的风险与接触的时间和严重程度成正比。②电离辐射。长期受到电离辐射可能使体内的抑癌基因转变为致癌基因，比如接受胸部其他肿瘤的放疗，会增加恶性胸膜间皮瘤的风险。③肺部疾病。如肺结核、脂质吸入性肺炎等肺部疾病可能刺激胸膜和胸壁组织，增加恶性胸膜间皮瘤的风险。④家族基因突变。有间皮瘤家族史的人群可能存在BRCA1相关蛋白1（BAP1）基因突变，即使没有石棉或其他矿物纤维的暴露史，也可能增加恶性胸膜间皮瘤的风险。在日常生活中，应避免接触石棉和其他可能致癌的物质，注意个人健康，如有疑虑应及时就医检查。

8. 老年人胸腔积液与年轻人有什么不同？

老年人胸腔积液的原因可能更为复杂，包括胸膜炎症、恶性肿瘤胸膜转移、其他系统疾病（如充血性心力衰竭、风湿免疫系统疾病）等，因此临床表现可能更为严重。他们更容易出现咳嗽或呼吸困难，这主要是因为老年人在运动或体力劳动后易诱发症状。呼吸困难的严重程度与胸腔积液的产生速度和积液量有关。此外，老年人还可能出现胸部疼痛，但随着积液数量的增加，胸部疼痛可能

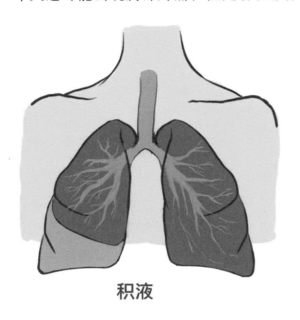

积液

会有一过性改善，但这并不意味着病情在好转。而年轻人胸腔积液多数考虑结核性胸腔积液，肿瘤或其他系统疾病较为少见，但也并非绝对。因此，对于老年人胸腔积液的诊断和治疗，需要更为细致和全面，避免误诊或漏诊。

❓9.肺炎会引起胸腔积液吗？

当肺炎感染侵及胸膜并导致胸膜炎时，胸膜发生病变导致胸腔内积液产生增多，回收减少。这种明确由炎症引起的胸腔积液，里面的成分以炎性细胞为主。需要注意的是，肺炎引起的胸腔积液容易形成胸腔积脓，脓液一般臭味明显，较为稠厚，症状更为严重，如持续高热不退、咳嗽频繁甚至影响睡眠，胸部胀痛等。发生脓胸治疗疗程更长，一般需要胸腔穿刺引流后，给予胸腔冲洗，强效有力抗生素长疗程使用，避免留下后遗症。上述方法治疗无效，

病情迁延不愈者可能需要手术治疗。因此检查发现胸腔积液应当积极就医检查，针对病因进行规范治疗。

10. 胸腔积液需要做气管镜吗？

检查发现胸腔积液后，支气管镜检查并非常规手段。一般来说，胸腔积液的诊断主要依赖于病史、体格检查、影像学检查（如X线、CT、彩超等）以及胸腔积液的实验室检查（如胸水常规生化、胸水肿瘤标志物及胸膜脱落的细胞学检查等）。然而，在一些特殊情况下，气管镜检查可能对胸腔积液的诊断和治疗有所帮助。例如，当怀疑胸腔积液是由肺部或支气管的良恶性肿瘤、结核或其他感染性疾病引起时，气管镜检查可以直接观察病变部位，进行活检或刷检以获取病理诊断，或者进行支气管肺泡灌洗以获取更多的病原学信息。此外，对于不明原因的咳痰伴血或大量咯血的患者，气管镜检查可以帮助查找出血来源并进行相应的治疗。因此，虽然气管镜检查不是胸腔积液的常规诊断手段，但在某些特定情况下，它可以作为胸腔积液诊断和治疗的重要辅助手段。具体是否需要进行气管镜检查，需要根据患者的具体病情和医生的建议来确定。

11. 用胸腔镜能查明胸腔积液的病因吗？什么情况下需要做胸腔镜？

胸腔镜可以辅助查明胸腔积液的病因。大部分胸腔积液可以通过临床实验室检查，如胸腔积液的常规和生化、病原学微生物、肿瘤标志物和细胞学等检查，以明确其病因。然而，仍有一部分的胸腔积液病因难以确定，利用胸腔镜检查可以直接窥视病灶并进行多部位胸膜活检，胸膜组织直接送检化验，从而明确胸腔积液的病因。总的来说，胸腔镜在诊断和治疗多种胸部疾病方面具有重要作用，特别是对于原因不明的胸腔积液，胸腔镜可以提供更准确的病因诊断。然而，是否需要进行胸腔镜手术，需要根据患者的具体病情（如是否可耐受手术，是否存在严重未控制的高血压或糖尿病，是否正在服用特殊药物不允许检查等）和医生的专业建议来确定。

12. 胸膜破了发生气胸，与咳嗽有关吗？

正常的胸膜腔内仅有少量浆液，并没有气体，当胸膜破裂后导致空气进入胸膜腔，就会发生气胸。空气进入胸膜腔后占据胸腔空间，对正常的肺组织产生挤压，进而引发一系列的症状。当肺组织受到压缩时会刺激咳嗽反射，导致咳嗽的出现。肺受压缩后体积缩小会引起胸痛、活动后胸闷，快速或大量气胸可引起呼吸困难，严重时可威胁生命。一般来说，瘦长体型的年轻人在运动后，突然出现胸痛、呼吸不畅时，需要考虑气胸发生。既往有长期吸烟史，有慢性肺气肿、慢阻肺等肺功能较差的老年患者，突发胸闷加重或伴有胸痛症状，均需要怀疑是否继发气胸。当怀疑气胸可能，要尽快就医，医生会根据患者症状进行胸部 X 线或 CT 扫描、心电图等检查，以排除心肌梗死、确诊气胸的存在和程度。根据胸腔气体量多少，医生可能会采取胸腔穿刺、胸腔闭式引流等治疗方法，以排出胸膜腔内的气体，恢复肺部的正常功能。总之，胸膜破了导致的气胸确实可能引起咳嗽，但咳嗽并不是气胸的唯一表现。如果有任何疑虑或症状，应及时就医，以便得到及时的治疗。

13. 发生气胸后该如何处理？

气胸是气体进入胸膜腔后导致肺组织受压产生胸闷、胸痛、咳嗽的疾病。那么抽气治疗是治疗气胸的唯一办法吗？事实上并不是每位患者均需要抽气治疗，其处理方式取决于气胸的类型、病因、发生频率、肺压缩程度、病情状态以及有无并发症等因素。以下是气胸发生后的一般处理步骤：①观察症状：气胸患者可能出现的症状包括胸痛、呼吸困难、咳嗽、胸闷等，症状的严重程度和变化有助于判断气胸的严重程度。②紧急处理：对于症状严重的患者，如呼吸困难明显，面色及四肢末端发紫、表情痛苦，应立即采取紧急处理措施，如休息、吸氧、胸腔穿刺抽气，以减少胸膜腔中的气体，缓解症状。③保守治疗：对于肺部压缩小于20%、无显著肺部病变以及无明显呼吸困难的患者，可以不进行穿刺处理，给予吸氧并密切观察，通常在1~2周后气胸会自行吸收，在此期间，患者应避免剧烈体力活动，防止气胸恶化。④排气疗法：如胸膜腔中的气体量太大，肺压缩程度比较严重，伴随着明显的呼吸困难症状时，可以通过胸腔穿刺抽气或胸腔闭式引流术等方法来减少胸膜腔中的气体，缓解不适症状，排气的速度也不宜过快。⑤手术治疗：如果气胸反复发作或经过较长时间（一般2周以上）胸腔闭式引流治疗后仍存在大量气体排出，可能需要考虑手术治疗，手术修补可以防止气胸的持续存在或复发。⑥原发病治疗：对于导致气胸发生的疾病，如慢性阻塞性肺疾病、肺炎、肺囊性纤维化等，应积极治疗原发病，以减少气胸的复发风险。⑦预防措施：预防气胸的再次发生也很重要，避免吸烟、避免剧烈运动、保持大便通畅、避免过度用力等行为都有助于预防气胸的发生，发生气胸经治疗后，避免3个月内乘坐飞机及提重物等。总之，如有疑虑或出现症状，应及时就医，医生会依据患者的具体情况进行个性化的治疗。

14. 哪些疾病容易引发气胸？

　　容易发生气胸的疾病主要包括以下几类：①肺部疾病：如慢阻肺、慢性肺炎、肺结核、肺气肿、肺大疱等，这些疾病可能导致肺部组织更为脆弱、弹性变差，当感染加重或者运动后，肺组织较容易产生破口，使得气体进入胸膜腔。②胸部损伤：当胸部受到外伤，如车祸、高处坠落等导致肋骨骨折、肺挫伤等，也可能导致胸膜破裂，气体进入胸膜腔。③肺部手术：肺部手术（如肺切除、肺活检等）后，可能导致胸膜破裂或气体残留，引发气胸，少量气胸可不予处理。④其他疾病：如肺癌、结节病、肺朗格汉斯细胞增生症、肺淋巴管平滑肌瘤病等，也可能导致气胸的发生。但要注意的是气胸的发生并非只与疾病有关，一些非疾病因素如剧烈运动、咳嗽、打喷嚏等也可能导致胸膜破裂，引发气胸。因此，在日常生活中，我们也应该注意保护好自己的身体，有慢性肺部疾病的患者，在疾病稳定期要预防肺部感染，遵医嘱规范使用相关药物，避免发生气胸等意外。

15. 液气胸和气胸是怎么回事？

液气胸和气胸都是胸膜腔内的疾病，但它们的病因和症状有所不同。液气胸是指胸膜腔内同时有积液和积气，这种情况通常发生在自发性气胸并发胸水或胸腔积液并发气胸的情况下。液气胸的治疗通常需要尽早抽取积液或进行低位闭式引流，并使用抗感染药物。气胸则是指仅有气体进入胸膜腔，造成肺组织受压塌陷的疾病。二者都是需要及时治疗的疾病，如果出现相关症状，应尽早就医。

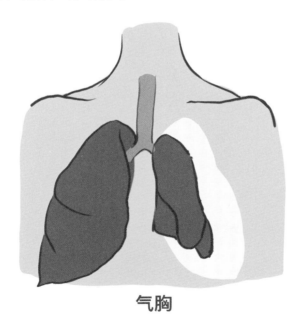

气胸

16. 胸膜增厚表示病情严重吗？

胸部 CT 提示的胸膜增厚是否严重，需要根据患者的临床表现和具体情况来判断。胸膜增厚是指在胸膜有病变的基础上，胸膜表面纤维蛋白沉着和肉芽组织增生而致胸膜厚度增加的现象。胸膜增厚可为局限性或广泛性，广泛的脏层胸膜增厚，会使肋间隙变窄，胸廓缩小，则肺组织随呼吸运动时的舒张受限制，影响肺的通气功能，患者会出现活动后胸闷、咳嗽等表现。如果患者只是有单纯的胸膜增厚，没有明显症状，一般不需要特殊治疗，可以定期复查，观察病情变化。如果患者有呼吸困难、胸痛、咳嗽等症状，或者胸膜增厚导致肺功能下降，那么就需要积极治疗。治疗方法包括药物治疗和手术治疗，需要根据患者的病情和医生的建议来制订具体的方法。总之，CT 提示的胸膜增厚是否严重需要根据患者的具体情况来判断。如果患者有明显的症状或者胸膜增厚导致肺功能下降，就需要积极治疗，以免影响生活质量和预后。同时对于胸膜增厚的原因也需要进一步检查，以便针对病因进行治疗。

『肺』腑之言——肺结节与咳嗽那些事儿

17. 胸膜上有结节，会是肺癌吗？

胸膜上的结节是由多种原因引起的，其中肺癌是可能的原因之一。肺癌在肺部生长并可能蔓延至胸膜，导致胸膜上出现结节。

胸膜结节还可能是肺癌等原发恶性肿瘤在肺内生长并转移至胸膜的结果。然而，除了肺癌，胸膜结节还可能由其他疾病或情况引起，如结节病、肺结核、淋巴瘤、胸膜间皮瘤等。结节病是一种罕见的慢性疾病，可能导致身体多个部位出现结节，其中也包括胸膜。肺结核是由结核分枝杆菌引起的传染病，其病变也会发生在胸膜上。此外，肺炎、肺脓肿等疾病在影像学上可能表现为边缘模糊不清的小结节影像，同时可能伴有胸膜受累的表现。因此胸部 CT 检查发现胸膜结节不必惊慌，这不一定是肺癌，具体情况要通过医生的诊断和进一步的检查来确定。

胸腔积液和气胸是怎么回事？

1.除了肺部疾病，心血管相关疾病也会引起咳嗽吗？

有的患者认为"咳嗽就医不需要查心脏，应该查肺部"。其实，咳嗽不仅限于肺部疾病，多种不同系统的疾病都可以引起咳嗽。包括心血管相关疾病也可能会引起咳嗽，这主要是因为心脏疾病导致的心力衰竭，特别是左心衰竭，可能会引起肺部淤血，从而引发咳嗽。那么通常有哪些心血管相关的疾病或问题会引起咳嗽呢？

常见有以下几种情况：①心力衰竭；②心肺结构变化；③降压药物；④心肌梗死；⑤先天性心脏病。请注意，如果出现持续性的咳嗽，尤其是伴随心脏病症状时，应及时咨询医生进行专业的诊断和治疗。咳嗽可能是心脏疾病的一个信号，但也可能是其他原因引起的，因此需要医生进行全面评估和检查。

2. 听说老年人夜间咳嗽有可能是心源性哮喘？夜间哮喘与心脏有关吗？

是的，老年人夜间咳嗽有可能是心源性哮喘。心源性哮喘实际上是一种由于心脏功能不全引起的呼吸困难症状，常见于有心脏病史的患者，尤其是在夜间卧床时更为明显。这种症状与心脏有关，因为它通常是由左心室功能不全导致的肺淤血和肺水肿引起的，这些情况会在患者平卧位时加剧，导致夜间咳嗽和呼吸困难。在夜间，由于身体处于水平位置，回流至心脏的血液量增加，这可能导致心脏的负担加重，从而引发或加剧心源性哮喘的症状。此外，夜间迷走神经活动增强，也可能与心源性哮喘的夜间发作有关。

老年人如果出现夜间咳嗽，特别是既往有心脏病史，建议及时就医进行评估和治疗。医生可能会建议进行心脏功能检查、胸部X线、心电图等检查，以确定是否存在心源性哮喘或其他心脏疾病，并给予相应的治疗措施。

3. 为什么心力衰竭会引起咳嗽？

心力衰竭患者出现咳嗽的原因主要是肺淤血。有位咳嗽的老年患者服药和使用激素无效，又有高血压病史，咳嗽主要表现为夜间平卧后明显，医生结合肺部和心脏听诊检查，初步判断老人是心力衰竭引起的咳嗽，心脏超声证实了这个诊断。患者使用利尿剂减轻肺淤血后，咳嗽症状明显缓解。

　　心力衰竭时，心脏泵血能力下降，导致身体中容易积水，特别是肺部和静脉系统。肺部积水会引起呼吸困难，包括活动时喘不上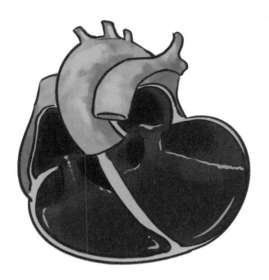气，平躺或睡觉时胸闷、憋气、咳嗽不停等症状。所以治疗心力衰竭引起的咳嗽首先需要针对心力衰竭本身进行治疗。可能包括使用利尿剂减轻肺部充血、服用改善心脏功能的药物以及改变生活方式。

 ## 4. 心源性咳嗽与心肺结构变化有关系吗？

　　有关系。如果患者咳嗽为刺激性干咳，伴声音嘶哑，排除肺癌压迫上呼吸道梗阻导致的疾病后，要考虑是左心房增大或者肺动脉增粗压迫喉返神经导致的，可以做心脏超声确诊。左心房增大最多见的病因是风湿性心脏病二尖瓣狭窄，肺动脉增粗多见于肺动脉高压或肺栓塞。长期慢性肺部疾病的患者，尤其以老慢支、肺气肿、慢阻肺患者为主，常常随着肺部疾病的年限增长，会影响到左心房或肺动脉。二尖瓣狭窄会导致血液从左心房流入左心室时受阻，造成左心房压力增高，进而引起左心房扩大。左心房增大可能压迫喉返神经，导致刺激性干咳，伴有声音嘶哑。肺动脉增粗可能导致肺循环压力增高，影响肺部血流，从而引起咳嗽。

心肺结构的改变，常见且容易诊断的检查方式就是心脏彩超，治疗这一类疾病的关键在于早期预防和定期随诊，从而有效避免咳嗽误诊。

5. 对于慢性咳嗽患者，医生为什么会询问其最近服用的药物？

很多患者因咳嗽就诊时会被医生问：有没有高血压病？服用的是什么降压药物？血管紧张素转换酶抑制剂（ACEI）是一类常用的抗高血压药物，它们通过抑制血管紧张素转换酶来降低血管紧张素 II 的生成，从而降低血压。然而，ACEI 类药物的一个常见副作用就是可能引起咳嗽，ACEI 类药物引起的咳嗽通常是干咳，伴有咽喉部瘙痒感，可能在服药后数小时至数月内出现。胸片、纤维支气管镜等检查均无异常，停药后症状可消失。许多老年人因高血压服用 ACEI 类药物，如果忽略患者服用这类药物的病史，可造成误诊。有资料显示，服用 ACEI 类药物诱发咳嗽的发生率为 5%~35%，而国内有研究显示服用 AECI 类药物发生咳嗽的概率为 37.8%。如果患者在服用 ACEI 类药物后出现慢性咳嗽，应首先考虑药物可能是引起咳嗽的原因。停药后观察咳嗽是否缓解，可以帮助诊断。

6. 心肌梗死引起的咳嗽有什么特征吗?

心肌梗死是指心脏的某部分因为心脏的冠状动脉血流受阻而导致心肌组织缺血、缺氧,最终发生坏死。心肌梗死可能引起多种症状,包括咳嗽。高血压多年的老年患者,是发生心肌梗死的高危人群。心肌梗死的典型症状包括胸部压迫感、疼痛、气短、恶心、呕吐、出汗、晕厥或心悸。心肌梗死可能引起心力衰竭,导致肺淤血故而引起咳嗽。这种咳嗽可能伴有粉红色泡沫痰,是心力衰竭的典型症状之一。一种流传的自救方法建议在心肌梗死时通过大力咳嗽来自救,但这种做法并不科学,也不被推荐。咳嗽可能增加心脏的负担,加重心肌缺血,增加并发症的风险。请注意,心肌梗死是一种严重的医疗紧急情况,需要立即就医治疗。

7. 什么情况下引起的咳嗽要怀疑先天性心脏病?

先天性心脏病是指在胚胎发育过程中形成的心脏结构异常或缺陷,常常出生即伴随。这些异常可能涉及心脏的各个部分,包括心脏壁、瓣膜、房室隔、心室以及大血管等。先天性心脏病引起的咳嗽通常与肺充血、肺内氧含量降低、气管受压或心力衰竭等情况有关。举例来说,某些类型的先天性心脏病可能导致血液异常流动,引起肺部充血。肺充血可能导致呼吸道症状,如气急和咳嗽。由于心脏结构异常,可能导致肺部氧合不足,进而引起低氧血症,

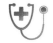

这可能刺激咳嗽反射以增加肺部血液氧气含量。增大的心脏或大血管可能压迫气管，导致咳嗽，这也是先天性心脏病引起咳嗽的原因。

先天性心脏病的严重程度不同，其引起的咳嗽和其他症状也会有所不同。一些简单的畸形可能早期没有明显症状，但随着时间推移，病情可能加重，需要及时诊治。

8.如何鉴别普通咳嗽和心源性咳嗽？

可以从以下几个方面来理解心源性咳嗽和普通咳嗽之间的区别：①如果咳嗽总是发生在夜晚睡眠时，或者在躺下时变得严重，那么这可能是心脏在发出信号，可能是心源性咳嗽；而普通咳嗽则像是个不守规矩的小孩，白天或晚上都可能出现。②心源性咳嗽往往伴随着其他症状，比如感觉呼吸急促、胸闷，有时候会咳出粉红色泡沫样的痰；而普通咳嗽则可能只是干咳或者咳出黄色或绿色的痰，不伴随心脏问题的迹象。③如果有心脏病史，或者有高血压、糖尿病等可能影响心脏的疾病，那么出现咳嗽时应该注意这可能是心源性咳嗽；如果没有这些疾病，咳嗽可能只是普通感冒或其他非心脏问题引起的。④如果咳嗽持续不退，建议尽早去医院检查治疗，医生会建议做心电图、心脏超声或胸部X线等检查来确定咳嗽的原因。当然，也可以通过对治疗的反应来判断，如果咳嗽对心脏病的治疗有反应，比如用了利尿剂或心脏病药物后咳嗽减轻，那就表示心源性咳嗽的可能性很大。如果咳嗽对这些治疗没有反应，或者对感冒药或抗过敏药物有反应，那么更可能是普通咳嗽。

第十一章
耳鼻喉疾病与咳嗽的那些事儿

 1. 耳鼻喉相关疾病会导致咳嗽吗？

 有的人只知道咳嗽与呼吸科关系密切，却不知咳嗽与耳鼻咽喉科也息息相关。如果患者出现以下情况，需考虑耳鼻咽喉科疾病导致咳嗽可能：①咳嗽，躺下或晨起明显，自觉有鼻涕从鼻后倒流至咽喉部；②咳嗽，痰多，咽喉异物感，伴有胸口不适，或者打嗝反酸；③咳嗽频繁发作，其既往有鼻炎、鼻窦炎、咽炎等病史；④咳嗽反复难愈，在内科或呼吸科治疗后改善不明显。

2. 耳鼻喉疾病引起慢性咳嗽的原因有哪些？

（1）鼻炎、鼻窦炎：当身体抵抗力下降时，致病菌趁机入侵，引起鼻炎、鼻窦炎，炎性因子刺激导致鼻腔黏膜高度充血水肿，分泌大量清水样或黏脓性分泌物，倒流入咽喉部，从而引起刺激性咳嗽。

（2）过敏性咽炎：那些过敏性体质患者在接触过敏原后，机体应激性发生咳嗽，过敏原持续存在导致患者一直咳嗽，这类患者需要明确过敏原并避免再次接触，同时还可以使用抗过敏药物缓解症状。

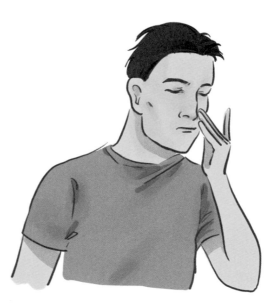

（3）咽喉反流性疾病：肥胖患者、经常抽烟喝酒的患者，容易胃酸反流至咽喉部，从而刺激咽喉部的神经，引起慢性咳嗽。

3. 什么是上气道综合征？

在慢性咳嗽中，有部分是由于各种鼻、咽、喉疾病引起的：鼻部疾病如鼻窦炎、鼻炎等引起鼻腔部黏膜分泌物增加，分泌物倒流至鼻咽部，其直接或间接刺激咽喉部神经从而导致咳嗽的发生。除了鼻部疾病外，咽喉部疾病也会导致咳嗽，如变应性或非变应性咽炎、喉炎、慢性扁桃体炎等也均可以引起咳嗽，上述耳鼻喉相关疾病导致的咳嗽统称为上气道综合征。

上气道咳嗽在症状上缺乏特异性，大多数患者表现为咽部或鼻咽部的异物感、堵塞感、黏液附着感、咽痒或灼热感等不适，出现阵发性或持续性的清嗓子、咳嗽、咳痰等反应。清咽或咳嗽可能是唯一的症状，也可能是其主要症状之一，与此同时可伴有鼻塞、流涕、鼻痒和/或眼痒、打喷嚏、咽喉疼痛等。

典型的上气道咳嗽多有如下特点：①患者体位变化后导致咳嗽加重，比如睡前或晨起咳嗽加重；②患者的咳嗽为短暂发作性或持续性，以其清醒时为主，入睡后频率相对较少；③患者常伴有鼻部或咽喉部疾病的临床表现，或有相关病史，如流涕、鼻塞、打鼾、打喷嚏或反复咽痛等。

鼻后滴漏综合征为常见的耳鼻喉科疾病，自身免疫力低下、长期存在鼻黏膜刺激、患有鼻部炎症、具有家族过敏史等人群较容易患此病。通常是因一些鼻部疾病导致鼻部黏膜损伤，从而产生炎性反应，刺激鼻部分泌物的形成，随着分泌物的增多导致倒流入咽喉等部位刺激神经，从而出现呛咳、鼻部不适、鼻子疼痛、流鼻涕等一系列的相关症状。患者主要症状有咳嗽、少量咳痰、鼻咽部不适、鼻部疼痛、鼻部瘙痒和清水涕、浓鼻涕、鼻塞。其主要危害是鼻窦炎、慢性咽喉炎等相关并发症。

此类疾病引起的咳嗽表现为阵发性咽喉瘙痒感，从而导致患者呛咳，难以自控，咳嗽时不舒服感较明显，少量饮水后可缓解咳嗽，很少伴有咳痰。

5.如果觉得自己的咳嗽与耳鼻喉疾病有关，需要做哪些检查呢？

如果患者出现鼻部疼痛、瘙痒、流鼻涕、咽喉不适、严重的咳嗽咳痰、鼻塞等症状，特别是本身就是鼻后滴漏综合征的高发人群时，为避免病情继续恶化，有效控制疾病进展，应立即就诊耳鼻咽喉科，进行相关检查以明确诊断。可能要进行的相关检查有鼻窦影像学检查、鼻内镜检查、吸入性过敏原检查、免疫学检查等，同时需要注意与过敏性鼻炎、鼻窦炎相鉴别。

 6.上气道咳嗽综合征引起咳嗽的治疗方案有哪些？

主要包括：①抗生素：必要时使用，口服为主；②抗过敏药物：必要时可使用，如慢性鼻炎且有过敏因素参与，可服用氯雷他定、西替利嗪等；③使用滴鼻药：如减充血剂、消炎剂、激素制剂、抗过敏剂等，可酌情联合使用其中2~3种；④若为鼻窦炎导致，可予以外科手术治疗。

 7.喉源性咳嗽的常用治疗方案有哪些？

 治疗方案主要包括：①抗生素：一般不需要使用，如有明显

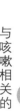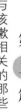

炎症因素（如急性上呼吸道感染等）时可酌情使用。②咽喉局部治疗：如超声雾化、含服剂等。③其他：如患者病程较长，且伴有免疫力低下，可酌情使用增强上呼吸道免疫力的药物；有鼻部疾病时，选择适合鼻部疾病的治疗方法。

8. 过敏性咽炎的治疗方案有哪些？

以抗过敏治疗为主，可以配合增强免疫力、抗感染等药物。主要包括：①抗过敏治疗：包括激素类气雾剂（丙酸倍氯米松等）吸入、口服抗过敏药物（如酮替芬、异丙嗪、氯雷他定等），一般均有较好疗效。②抗生素治疗：若患者伴有明显炎症时，可适量服用抗生素，常用药物如青霉素类、头孢类、红霉素类等；有病毒感染时，可用抗病毒药物，如奥司他韦、利巴韦林等。③增强上呼吸道免疫力：此类药物常用的有匹多莫德之类。④其他：如患者伴有咽喉炎症时，可配合局部治疗咽喉炎症的药物，如含服丸片（金嗓子、西瓜霜含片等）、咽喉喷雾剂（金喉健、开喉剑）之类。

9. 对耳鼻咽喉疾病引起的咳嗽应注意哪些？

要注意以下几点：①咳嗽的时候支气管黏膜分泌物增多，饮食要注意清淡易消化，同时避免吃辛辣煎炸等刺激性强的食物，以及甜度高黏性大的食物，此类食物容易刺激黏膜分泌物增加，使痰液增多，少食用如小米粥、软面、玉米、鱼、鸡肉、瘦肉、排骨及各种蔬菜水果（榴梿、荔枝除外）。发作期间不要吃凉性的食物，如西瓜、番茄等；不要吃热性的食物，如牛肉、羊肉、鱼肉等。②咳嗽、打喷嚏时应适当低头并尽量避开他人，可以用纸巾或手帕掩面，从而避免病菌通过唾液将疾病传染给他人。患有感冒或呼吸道感染的患者应尽量不外出，如必须外出请戴好口罩，减少与他人接触的机会；咳痰时不要随地吐痰，应用纸巾将痰裹起来扔进垃圾桶。③适量增加活动量，增强体质，避免熬夜。若为咽炎导致的咳嗽应避免说太多话，同时要戒烟。④对于过敏性鼻炎患者，应避免接触过敏原，注意保暖。

10. 有的咳嗽可能与过敏性鼻炎有关吗？

有些患者既往有过敏性鼻炎的病史，后因咳嗽不适反复就诊，此时就需考虑为过敏性鼻炎导致的慢性咳嗽.过敏性鼻炎发作时鼻黏膜分泌物比较多，躺下以后经常会倒流，从而刺激咽部引起咳嗽。如果鼻炎能控制好，咳嗽自然就好了。过敏性咳嗽还有个最大的特点就是患者会随着气候、环境、生活习惯等的变化，反复发作，迁延难愈。

11. 对过敏性鼻炎引发的咳嗽该如何治疗及预防呢？

因过敏导致咳嗽，患者可就诊变态反应科行过敏原检测，明确了过敏原后可行脱敏疗法，又称为特异性免疫治疗或减敏疗法。此类疗法是在临床上确定患者的过敏原后，将该过敏原制成提取液并配制成各种不同浓度的制剂，剂量由小到大，浓度由低到高，反复注射或通过其他给药途径与患者反复接触，以此提高患者对该种过敏原的耐受性，患者经过治疗再次接触此种过敏原时，不再产生过敏现象或过敏现象得以减轻。日常生活中常见的过敏原有花粉、尘螨、牛奶等。

相关治疗方法有：①注射脱敏治疗。过敏原注射脱敏治疗是指用过敏原提取物对患者进行皮内注射。脱敏注射剂量从小到大，浓度从低到高，从而增加患者对过敏原的耐受性。注射脱敏治疗周期比较长，一般需要2~3年，因此需要患者具有良好的依从性。②舌下含服脱敏治疗。舌下含服脱敏治疗是将能诱发患者过敏的物质（如尘螨活性蛋白）制成不同浓度的脱敏液，用患者能适应的小剂量每日给药（将脱敏滴剂滴于舌下，使其缓慢吸收，经过1~3分钟后咽下），逐渐增加含服剂量，以达到维持水平后持续足够长的时间，使患者的呼吸道黏膜产生耐受性，从而减轻或控制过敏症状，达到脱敏治疗的目的。此类疗法的不足之处是目前只有尘螨相关的制剂，无其他过敏原的舌下含服制剂。

12. 呼吸道异物会导致咳嗽吗？如何治疗？

平时生活中异物呛入气道时，都会出现刺激性咳嗽，这是一种生理反射，当呼吸道，特别是声门、气管与支气管等部位一旦进入异物后，患者均会出现突发性剧烈咳嗽。若患者支气管内长期存在异物，则表现为反复咳嗽、发热、胸痛等症。如果患者存在异物吸入的病史，且伴有反复咳嗽不适，请及时就诊专科医院予以气管镜等检查以取出异物。

13.为什么掏耳朵的时候有时想咳嗽？

这种现象称之为"耳-咳反应"，属于正常的生理现象，只有少数人会有这种反应。人的身体中有很多的反射弧，咳嗽的反射神经在迷走神经内，而迷走神经在外耳道也是有分布的，所以当外耳道皮肤受到搔扒，或耵聍、异物等刺激到外耳道内的迷走神经时均可引起暂时性刺激性咳嗽，极少数人由于刺激因素长期存在而出现持续咳嗽且难以好转。

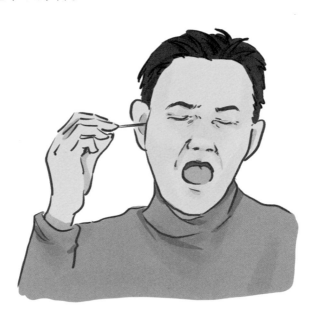

14.有胃病或反流性食管炎的患者为什么会出现咳嗽?

 有些患有胃病或反流性食管炎的患者也会出现反复咳嗽不适,这是由于胃内容物(包括食物、胃酸)反流至咽喉部,从而刺激咽喉部的神经系统引起咳嗽,此类患者往往在睡眠时出现阵发性刺激性咳嗽,或伴呕吐,其睡眠期间抬高枕头可预防或减轻症状。

临床症状包括:①咳嗽:此类患者均表现为刺激性咳嗽,大多在入睡时较为明显,白天好转;②咽喉不适症状:可在咳嗽同时伴有咽喉酸辣感、胃灼热感,同时可有呕吐感,病程较长时可出现咽喉干燥疼痛、声嘶等症状;③胃与食管症状:此类患者多伴有胃胀,或胸骨后(食管)灼热感,常伴有打嗝、食物反流(在运动后、餐后、屈胸低头、仰卧时明显)等"胃气上逆"症状。

15.胃食管反流症引起的咳嗽该如何治疗?

胃食管反流症引起的咳嗽以治疗胃病为主,同时需兼顾咽喉炎症的治疗,其主要治疗方法包括:①内科治疗:对此类患者主要针对胃食管反流的症状进行治疗,包括一般饮食忌宜,可予以口服促进胃与食管动力药物(如莫沙必利等)、抑制胃酸药物(奥美拉唑、雷贝拉唑)等;②耳鼻咽喉科治疗:主要针对食物反流所致的咽喉部的炎症进行治疗,一般以咽喉部的局部用药为主。

第十二章
除了服药，咳嗽有哪些治疗方法？

1.咳嗽可以用吸入治疗吗？什么是雾化治疗？

咳嗽当然可以用吸入治疗，通过吸入治疗可以缓解症状。这种治疗方法被称为吸入疗法，它利用药物直接作用于呼吸道，从而减轻咳嗽和其他相关症状。常见的吸入治疗方法有雾化吸入、干粉吸入和气雾剂吸入。咳嗽可以通过雾化治疗来缓解症状。那什么是雾化疗法呢？它是一种将药物转化为微小颗粒并通过呼吸道输送到肺部的治疗方法。它利用雾化器将药物溶解或悬浮在生理盐水中，然后通过呼吸器将药物变成微小颗粒，患者通过呼吸吸入这些颗粒达到治疗的目的。

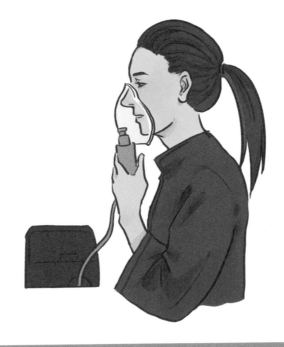

2.哪些疾病可以使用雾化吸入治疗？

 雾化治疗可以用于多种疾病的治疗，比如以下常见的四种疾病：①支气管哮喘。支气管哮喘急性发作时，呼吸会像脖子被勒住一样困难，雾化吸入疗法可以成为"救星"，将药物直接送入呼吸道，帮助缓解哮喘症状，让呼吸变得更加轻松。②慢性阻塞性肺病（COPD）。患有此病的患者，会经常感到气短、呼吸困难，就像在攀登山峰一样，那么雾化吸入疗法可能是得力的"登山杖"。它可以扩张气道，减轻呼吸困难，让呼吸变得更加顺畅。③肺炎。当肺部被病菌包围时，雾化吸入疗法通过将抗生素直接送入呼吸道，它可以帮助杀灭病菌，缩短病程，让患者更快地恢复健康。④支气管炎。支气管炎患者会频发咳嗽，有的可能较剧烈，雾化吸入疗法可以缓解炎症反应，减轻症状。

3.雾化治疗有效的原因有哪些？

主要包括：①直接作用于呼吸道和肺部。药物通过雾化器转化为微小颗粒后，通过呼吸动作直接进入呼吸道和肺部，从而快速缓解症状。不同药物的作用机制不一样，比如吸入硫酸沙丁胺醇可以迅速扩张气道，缓解支气管哮喘急性发作或慢阻肺急性加重患者的呼吸困难症状；吸入用乙酰半胱氨酸直接作用于呼吸道，使痰液的黏度降低，使机体更加容易把痰咳出。②减少药物对其他器官的影响。由于药物是通过呼吸道输送到肺部的，因此可以减少药物对其他器官的影响，降低副作用的风险。对于儿童和老人尤为重要。例如，在肺炎治疗中，雾化吸入抗生素可以直接作用于肺部，减少对肝脏和肾脏等器官的负担。③方便易行。雾化治疗不需要注射或口服药物，患者只需要使用呼吸器吸入药物即可。这使得雾化治疗非常方便易行。

4.临床上常见的雾化器有哪几种？家庭常用哪种？

 按照雾化原理不同，雾化器主要分为喷射雾化器（又称为射流雾化器）、超声雾化器和振动筛孔雾化器。

理想的家用型雾化器需要满足体积小便于携带、静音、出雾效率快、使用方便等条件。所以我们购买时要特别注意产品说明上的一些技术性能参数的指标，比如：药液容量（一般为2~13毫升）、药粒尺寸（用于支气管炎、肺炎等下呼吸道疾病治疗时最为适宜的药雾颗粒直径是1~5微米，所以药粒尺寸要求≤5微米）、平均雾化量（估算雾化治疗所需消耗的时间）、气体流量与压力（与药雾颗粒的大小有关）、残液量（一般雾化器在治疗后会有0.1~2毫升的药物残留，残液量越多，所被气雾化的药物就越少）等。对于支气管或肺部疾病的雾化治疗来说，影响雾化疗效的关键是雾化器输出的雾化微粒必须在1~5微米。超声雾化机由于简易、可操作性强，在临床上应用较多，也是许多家庭自行雾化吸入时的首选。

5.家庭雾化吸入的具体步骤是什么？

 第一步做好准备工作：①洗手：首先进行一场洗手仪式，确保"魔法之手"是干净的，这样才不会施出什么奇怪的咒语；②装备检查：拿出"魔法棒"（也就是雾化器），确保它已经清洁并组装好，就像检查魔杖是否准备好施展魔法一样；③药物准备：根据医生的处方，将药物倒入"魔法药水瓶"（药杯）中。

第二步是连接电源：如果是电动雾化器，连接电源，给它充上电，让它准备好"释放魔法"。

第三步要仔细检查设备：打开开关检查雾化器是否正常工作，如是否有适当的雾气产生。

第四步才开始吸入：如果是使用面罩式雾化器，将面罩戴在面部，确保覆盖口鼻；如果是使用嘴吸式雾化器，将喷嘴放入口中，嘴唇紧密包住喷嘴，避免空气泄漏；保持正常呼吸，深呼吸可以帮助药物更深入地到达肺部。

第五步要持续吸入：保持正常呼吸，通常需要吸入10到15分钟。

第六步结束吸入：吸入完成后，关闭雾化器，取下面罩或取出嘴吸式雾化器的喷嘴。

第七步清洁设备：按照说明清洁雾化器的各个部分，包括药杯、面罩或嘴吸式雾化器的喷嘴；清洁后，将设备放置在干净的地方，准备下次使用。

第八步是记录和观察：记录吸入的时间和日期，以便跟踪治疗

『肺』腑之言——肺结节与咳嗽那些事儿

进度；观察并记录任何不良反应或症状的变化，必要时向医生报告。

第九步：雾化结束后及时漱口和洗脸。

6.雾化吸入需要注意哪些事项？

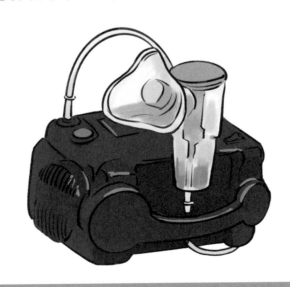

主要包括：①雾化吸入治疗前半小时内需要注意尽量不进食，以避免在雾化过程中因气流刺激而出现恶心、呕吐，导致误吸。②治疗前清洁口腔，清除口腔分泌物及食物残渣。还要尽量先将痰液咳出，以免影响雾滴深入；雾化前还需要洗脸，避免涂抹油性面霜、乳膏，以减少面部药物吸收。③新开启的雾化器因残留异味，易诱发喘息发作，故应在使用前空吹3~5分钟。④雾化吸入治疗时，需注意做深而慢的呼吸，促使药液被呼吸道充分吸入。⑤治疗结束后洗脸、漱口，以减少药物在脸部、口腔等沉积。婴儿不会漱口，可用棉签蘸水擦拭。⑥雾化结束后15分钟内不要进食。⑦在整个雾化治疗结束以后，需要清洗雾化装置，并最好进行消毒，最后晾干。⑧有些药物存在相互影响，所以不能混在同一个雾化组件里同时使用，要根据医师的建议，选择药物的种类和剂量。

7.雾化时每次雾化量怎么选择？

 雾化时每次的药液量通常由医生根据患者的具体情况和治疗需要来决定。需要综合考虑的因素有药物性质、患者年龄、病情严重程度、设备类型、治疗目的。一般推荐成人雾化瓶内液体总量为4~6毫升，小儿为3~4毫升。如果药液量比较小，能够到达人体下呼吸道的药量也就相对较少，那么治疗的效果就会不满意。相应的，如果药液量太多，则使雾化时间过长，从而会导致药物的质量和药性受到影响。

8.面罩式雾化器与口含雾化器怎么选择？

 面罩式雾化器通过鼻腔或口腔吸入治疗，但更多的是通过鼻腔进入，相对而言药物的使用率会比口含式吸入低一些。口含式雾化器直接经过口腔进入，下达呼吸道，相对药物损耗小，肺内药物沉积多，药物作用也会较好一些。但在一些特殊情况下，面罩式雾化器比口含式雾化器更好，如：①患者因体力、智商、理解能力比较差，无法进行配合时，使用面罩式吸入器比较好；②老年患者，因四肢能力弱，自我调节能力不足，无法配合雾化治疗时，使用面罩式吸入器比较好；③过敏性鼻炎和腺样体肥大的患者，使用特殊的雾化面罩更有利。

9. 雾化前需要咳痰吗？患者痰多可以进行雾化吸入治疗吗？

雾化前是需要咳痰的，打个比方，肺就像是一间房子，房子里有灰尘，而痰就像清洁车，它负责将肺部的废物和毒素运送到体外。如果患者的肺部有垃圾需要清理，那么痰就需要开始它的"运输任务"。

患者痰多时，是否可以进行雾化治疗需要根据具体情况来判断。如果痰比较多，而且黏稠不容易咳出，正确的雾化治疗会使痰液稀释，使其更容易咳出。但如果痰是黄色或绿色的，这可能意味着存在感染，雾化治疗可能无法解决问题，需要医生的进一步评估和治疗。

10. 家庭可以使用什么方法雾化吸入治疗？用制氧机可以吗？

家庭选择雾化器，一般选择操作简单、小巧便携的。超声雾化机简易、可操作性强，是许多家庭自行雾化吸入时的首选。有的家庭制氧机带有雾化功能，则可以用来进行雾化治疗。

11. 使用氧气驱动雾化吸入时该如何调节氧流量？

氧气驱动雾化器依靠氧气源使药物形成气溶胶颗粒，小于5

微米的药粒能有效沉积在肺部。若氧流量过小，氧气驱动雾化器无法形成有效气溶胶颗粒，会降低临床疗效。若氧流量过大，血氧分压将在短期内上升，对于存在二氧化碳潴留的患者（如COPD伴呼吸衰竭）可引起呼吸抑制、加重二氧化碳潴留。过高的氧流量可致雾化装置接口脱落，故使用氧气源驱动时建议氧流量调节为6~8升/分钟。氧流量过小，产生的颗粒较大，不能到达作用部位；流量过大，易导致药物过早或过快丢失。

12. 释雾量是不是越大越好？雾化液总体积是不是越大越好？可以躺着雾化吗？

释雾量并不是越大越好。释雾量指的是雾化器在单位时间内产生的药物微粒的数量，这个数量的大小会直接影响到药物吸入的效果。以下是一些关于释雾量的考虑因素：①药物吸收：单位时间内释雾量大，意味着更多的药物微粒可以进入体内，这在某些情况下是有益的，比如需要快速缓解症状时。②不良反应：如果短时间内大量药物进入体内，可能会增加不良反应的风险。例如，过量的药物可能导致心跳加快。③较大释雾量可能不适合所有类型的治疗，如哮喘等喘息性疾病的治疗可能需要更细小的药物颗粒。

建议雾化液总体积为4~5毫升，总体积过大，药液容易溅出，雾化时间过长，患者易疲劳，尤其对于患儿来说，过长的雾化时间会导致注意力不集中、不耐烦、哭闹等，使吸入效率大大减低；总体积过小，残留体积占比过大，雾化药物太少，到达下呼吸道的药量相对较少，影响治疗效果。

有的患者问，因为生病的原因，总是躺着，躺着可以雾化吗？原则上建议取坐位并保持上半身直立，因为这样的体位有利于膈肌收缩，保持呼吸道通畅，药物能充分地进入下呼吸道和肺泡，便于拍背协助排痰。选择卧位或侧卧位进行雾化治疗，不仅影响患者的潮气量、深吸气量及排痰，而且雾化器杯体容易倾斜，导致药液溅出，降低雾化治疗效果。但有部分患者确实无法坐起，只能躺着，那么建议可以取半卧位，尽量使上半身处于高位。

13. 雾化结束需要做什么？

治疗后要及时漱口，防止药液在口咽部聚集。使用面罩式雾化器后，要注意清洁面部，以免药液残留。结束后要对雾化装置进行清洗和消毒并晾干。

14. 儿童可不可以雾化吸入糖皮质激素？

儿童是可以进行雾化吸入糖皮质激素治疗的。在儿童支气管哮喘或者变应性咳嗽的情况下，医生可能会推荐使用糖皮质激素类药物进行雾化治疗。例如，布地奈德混悬液就是一种常用的雾化吸入药物，它可以起到消炎杀菌和抗过敏的作用，帮助缓解相

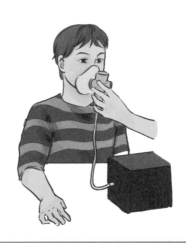

关症状。然而，是否适合长期雾化吸入糖皮质激素，需要根据儿童的具体病情来决定。长期使用可能会影响儿童的免疫力，并有可能使其产生药物依赖性。因此，在使用糖皮质激素雾化吸入治疗前，最好到医院进行相关检查，并在医生的指导下调整用药量。

15. 孕期及哺乳期妇女可以雾化治疗吗？

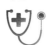

雾化吸入疗法是一种给药方式，这种给药方式本身对孕产妇是没有伤害的。但是孕妇在选择吸入药物方面，需要非常慎重，要在医生指导下选择合适的药物和剂量。以下是一些关键点：①对于有持续性哮喘的妊娠期及哺乳期妇女，吸入性糖皮质激素（ICS）是控制气道炎症的首选药物。推荐妊娠期及哺乳期妇女首选布地奈德。②特布他林很少经母乳排泄，可作为哺乳期妇女优先选用的短效 β_2 受体激动剂。

总的来说，孕期及哺乳期妇女在医生指导下，选择合适的药物和剂量，可以安全地进行雾化治疗。

16. 做雾化正确的呼吸方式是什么？

做雾化时，用嘴深吸气、鼻呼气的方式进行呼吸。雾化过程请尽量保持手中雾化杯垂直，否则影响治疗效果。

17.雾化吸入的禁忌证有哪些?

　　雾化吸入是一种常见的呼吸系统疾病治疗方法,但并非所有人都适合进行雾化吸入。以下是一些雾化吸入的禁忌证人群:①对雾化药物过敏的患者。如果患者对雾化药物中的任何成分过敏,应避免使用。②呼吸道严重阻塞的患者。如果患者的呼吸道严重阻塞,雾化吸入可能无法将药物送到肺部,反而可能加重呼吸困难。③不稳定的心血管疾病患者。对于有严重心脏病、高血压等心血管疾病的患者,使用某些雾化药物可能会引起心律不齐或其他严重的心脏问题。④孕妇和哺乳期妇女。某些雾化药物可能对胎儿或婴儿有害,因此孕妇和哺乳期妇女在使用前应咨询医生。

　　以上是一些常见的雾化吸入禁忌证,但具体情况还需要根据患者的病情和医生的建议来确定。如果有任何疑问或担忧,应立即咨询医生。

18.雾化吸入治疗时出现哪些情况需要立即停止?

　　雾化治疗也有不良反应,大家要尽早发现、尽早处理。如果遇到以下情况,需要立即停止雾化:①震颤、肌肉痉挛等不适;②呼吸急促、感到困倦或突然出现胸痛。

1. 咳嗽都是有害的吗？什么时候需要药物治疗？

咳嗽是呼吸系统受到刺激时所产生的一种防御性反射活动。轻度的咳嗽属正常生理现象，对人体是有益的，其目的在于清除呼吸道异物，保持肺和气管内通畅无阻。但严重的咳嗽，如长期咳嗽剧烈或频繁咳嗽，严重影响患者的生活质量，需要进行镇咳对症处理。但咳嗽是一种症状，不找病因，单纯镇咳，可能延误病情，引起不良后果。因此应用镇咳药物的同时，还需针对病因进行治疗。同时，每种镇咳药物都有其独特的作用机制和适应证。在使用过程中，需充分了解药物的性质、作用及副作用，并在医生指导下合理使用，以确保药物的安全和有效。

2. 常见的镇咳药物有哪些？分别有什么优缺点？

临床上常用的镇咳药物主要分为中枢性镇咳药和外周性镇咳

药。一般把抑制咳嗽反射活动中枢环节的药物称为中枢性镇咳药，根据其是否具有成瘾性和麻醉作用又可分为依赖性和非依赖性镇咳药。中枢性镇咳药镇咳作用强，但是具有呼吸抑制、成瘾性等不良反应，不适宜长期服用，代表药物：可待因、福尔可定及右美沙芬。抑制中枢以外的其他环节者称为外周性镇咳药，如通过抑制咳嗽反射弧感受器、传入神经、传出神经任何一个或多个环节而发挥镇咳作用，其镇咳作用较中枢镇咳药更温和，代表药物：那可丁。

3.听说有的镇咳药吃多了会成瘾，主要有哪些药物呢？

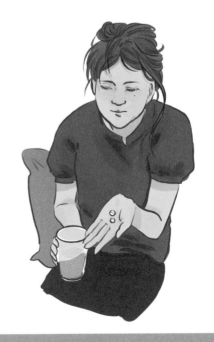

这类药物叫依赖性中枢镇咳药，是吗啡类生物碱及其衍生物，对延脑的咳嗽中枢有直接的抑制作用，镇咳作用强而迅速，同时也有镇痛和镇静作用，可用于各种原因所致的剧烈干咳和刺激性咳嗽。但由于该类药物具有耐受性和成瘾性，也可抑制呼吸中枢，目前应用较少，仅在其他治疗无效时短暂使用。临床上主要代表药物有：①可待因。可待因是从阿片中提取的，其作用类似吗啡，但药性较弱，有成瘾性。可待因用于各种原因所致的干咳或干咳伴有胸痛者，痰多者不宜应用。12岁以下儿童和哺乳期妇女禁用。②阿桔片。主要含阿片粉30毫克及桔梗粉90毫克，同时具有镇咳和祛痰作用。阿片有镇咳作用，桔梗为恶心性祛痰药，口服后刺激胃黏膜引起轻度恶心，反射性引起呼吸道腺体分泌增加，使痰液变稀，易于咳出。主要用于急性支气管炎及慢性支气管炎等有痰的咳嗽。严重肝肾功能不全、肺源性心脏病、支气管哮喘者、婴儿及哺乳期妇女禁用。③福尔可定。作用与可待因相似，具有吗啡类药物的副作用，但成瘾性较弱，用于各种原因引起的剧烈干咳。偶有胃肠不适、嗜睡、头晕症状，操作机械或驾驶时需谨慎。

4.什么是非依赖性中枢镇咳药？

非依赖性中枢镇咳药多为人工合成的镇咳药，没有耐受性和成瘾性，对呼吸中枢的抑制作用很弱，临床上逐渐了取代了易产生依赖性的镇咳药。但此类药物的使用仍局限于痰量很少或无痰的咳嗽，痰多者不宜使用，以免导致病情加重。临床上主要代表药物有：①右美沙芬：是吗啡类右吗喃甲基醚的右旋异构体、为中枢性镇咳药，其镇咳强度与可待因相近或稍强，无镇痛作用，无成瘾性，治疗剂量不抑制呼吸，但大剂量可抑制呼吸。副作用轻微，可出现头晕、嗳气、恶心和呕吐等，痰多的患者慎用。②喷托维林：镇咳效率为可待因的1/3。可轻度抑制支气管内的感受器和传入神经末梢，大剂量可使痉挛的支气管松弛，兼有外周性镇咳作用。本药多用于上、下呼吸道感染引起的咳嗽和百日咳等。本品有轻度阿托品作用，青光眼及心功能不全伴肺淤血者慎用。痰多、黏稠者忌用，否则咳嗽中枢被抑制，致使痰难咳出，愈积愈多，甚至引起呼吸道阻塞，使病情恶化，严重者可窒息死亡。

5.什么是外周性镇咳药？

外周性镇咳药能抑制咳嗽反射某一环节如咳嗽感受器、传入神经或传出神经从而发挥镇咳作用，如那可丁、苯佐那酯等。这类药包括局部麻醉药和黏膜保护剂，如甘草浸膏和糖浆。口服后覆盖于口咽黏膜表面，保护黏膜免受刺激而起到镇咳作用。代表药物是那可丁。复方甲氧那明是一种含那可丁成分的止咳祛痰药物，主要用于支气管哮喘和喘息性支气管炎。哮喘危象、活动性消化性溃疡，严重心血管疾病患者禁用，不能与其他镇咳药、抗感冒药、抗组胺药、镇静药联合使用。

6.是不是所有的咳嗽都需要镇咳？使用镇咳药有哪些注意事项？

主要注意以下几点：①对轻度的咳嗽一般无须应用镇咳药。对于无痰而剧烈的干咳，或有少量咳痰且过于频繁的剧烈咳嗽，可适当地应用镇咳药，以缓解咳嗽。②大量咳痰时，不宜使用镇咳药，尤其是右美沙芬、喷托维林等。③妊娠3个月内的妇女忌用右美沙芬，另外磷酸可待因可透过胎盘，使胎儿成瘾，应慎用；磷酸可待因也可自乳汁中排出，孕妇和哺乳期妇女慎用。④因过敏引起的咳嗽应选用抗过敏药物，如苯海拉明、氯雷他定、西替利嗪等。⑤不明原因的咳嗽，或兼有咯血、痰量多者，不宜使用镇咳药，更不宜使用中枢镇咳药，应查明原因，在医师的指导下选择合适的药物对症治疗。

痰液是呼吸道的一种分泌产物，会刺激呼吸道黏膜从而可能诱发气道痉挛及哮喘，并可能增加感染的风险，还会使气道阻塞加重，引起喘憋、呼吸困难，严重时可导致患者窒息。祛痰药也被称

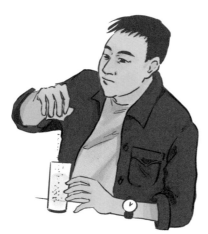

为化痰药，是一类能够降低痰液黏稠度、增加痰液量、改变痰液中的黏性成分或促进痰液排出的药物。它们在治疗呼吸道疾病中扮演着重要的角色，特别是对于痰多、痰液黏稠的患者来说，祛痰药更是不可或缺的治疗"武器"。

8.祛痰药物主要通过哪几个方面发挥祛痰作用？

祛痰药物主要通过以下几个方面发挥祛痰作用：①改善痰液

『肺』腑之言——肺结节与咳嗽那些事儿

的理化特性，降低痰液黏滞度；②恢复气道上皮黏液层的正常结构，促进纤毛清除功能；③抑制黏蛋白的产生和分泌，破坏痰液中的黏性结构，降低痰液黏滞度；④减少炎性损伤或加强抗菌效果。

9.临床祛痰药物种类众多，根据祛痰药的不同机制，主要分为哪几种类型？

祛痰药物按其作用机制不同，主要分为：刺激性祛痰药、恶心祛痰药和黏液溶解性祛痰药。其中，黏液溶解性祛痰药又分为蛋白分解酶、酸性糖蛋白溶解剂和二硫键裂解剂。

10.刺激性祛痰药的作用特点和代表药物有哪些？

刺激性祛痰药大多数具有挥发性，对呼吸道黏膜具有温和刺激作用，促进局部血液循环，同时能湿化气道，使痰液黏稠度降低。代表药物有：桉油、安息香酊、愈创木酚等。

11.恶心祛痰药的作用特点和代表药物有哪些？

恶心祛痰药能刺激胃黏膜迷走神经传入纤维，引起轻度恶心，反射性兴奋支配气管、支气管黏膜腺体的迷走神经传出支，促进腺体分泌，使痰液稀释，改善黏液清除功能。剂量过大时可能会引起明显的恶心和呕吐反应。代表药物有：愈创木酚醚、氯化铵、碘化钾、吐根、远志、桔梗及竹沥。

12.黏液溶解剂性祛痰药的作用特点和代表药物有哪些？

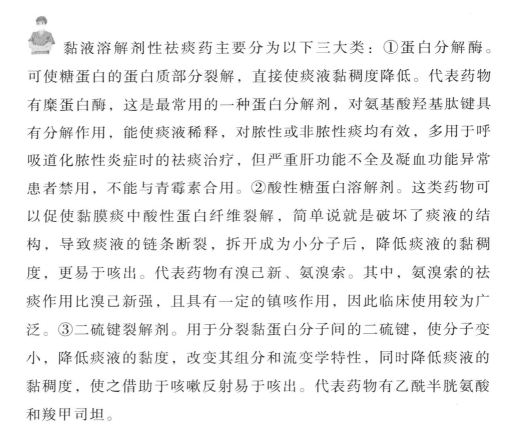

黏液溶解剂性祛痰药主要分为以下三大类：①蛋白分解酶。可使糖蛋白的蛋白质部分裂解，直接使痰液黏稠度降低。代表药物有糜蛋白酶，这是最常用的一种蛋白分解剂，对氨基酸羟基肽键具有分解作用，能使痰液稀释，对脓性或非脓性痰均有效，多用于呼吸道化脓性炎症时的祛痰治疗，但严重肝功能不全及凝血功能异常患者禁用，不能与青霉素合用。②酸性糖蛋白溶解剂。这类药物可以促使黏膜痰中酸性蛋白纤维裂解，简单说就是破坏了痰液的结构，导致痰液的链条断裂，拆开成为小分子后，降低痰液的黏稠度，更易于咳出。代表药物有溴己新、氨溴索。其中，氨溴索的祛痰作用比溴己新强，且具有一定的镇咳作用，因此临床使用较为广泛。③二硫键裂解剂。用于分裂黏蛋白分子间的二硫键，使分子变小，降低痰液的黏度，改变其组分和流变学特性，同时降低痰液的黏稠度，使之借助于咳嗽反射易于咳出。代表药物有乙酰半胱氨酸和羧甲司坦。

13. 使用祛痰药有哪些注意事项?

主要注意事项有：①应用祛痰药物时应避免同时使用强力镇咳药，以防痰液堵住气道呼吸不畅。②在临床中，祛痰药物要根据患者的具体情况来选定，需要联合用药时，要应用不同作用机制的祛痰药物，切忌同一类型的药物联合使用。如乙酰半胱氨酸和羧甲司坦不宜合用，溴己新和氨溴索不宜合用。③注意与抗生素类药物合用时的相互作用。在选用祛痰药物时，应保证抗生素的抗菌疗效。如乙酰半胱氨酸可降低青霉素类和头孢类药物的活性，因此应避免同时使用，必须使用时可考虑间隔给药。④恶心性和刺激性祛痰药对于肺出血和急慢性胃肠病患者不宜服用。⑤痰液黏稠，不易咯出时，应选择黏液溶解性祛痰药，如乙酰半胱氨酸、溴己新、氨溴索和羧甲司坦等。⑥乙酰半胱氨酸由于分子中含有巯基，因此具有特殊的硫黄样刺激性气味，有诱发支气管痉挛的风险，因此不推荐支气管哮喘患者使用。

老年人得了肺炎，为什么需要尽快治疗？

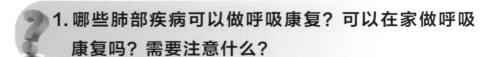

1. 哪些肺部疾病可以做呼吸康复？可以在家做呼吸康复吗？需要注意什么？

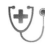呼吸康复是一种通过运动、教育和行为等综合性干预来改善呼吸系统功能和生活质量的治疗方法，旨在改善慢性呼吸疾病患者的呼吸功能和生活质量。它基于对患者的全面评估，包括生理、心理和社会适应能力等方面，为患者提供个体化的治疗计划。它的适应证较广泛，包括以下情况：①慢性阻塞性肺疾病；②间质性肺疾病；③支气管扩张；④囊性纤维化；⑤哮喘；⑥胸廓运动障碍性疾病，包括胸廓或脊柱畸形、神经肌肉疾病、强直性脊柱炎等；⑦胸、腹部手术后，如肺切除术、冠脉搭桥术、肺移植术、肺减容术、食管癌根治术等；⑧其他呼吸系统疾病，如肺结核、肺癌等。

有以下疾病时不适合进行呼吸康复，包括：①不稳定型心绞痛；②严重的心律失常；③严重的心肺功能不全；④近期心肌梗死；⑤未经控制的高血压；⑥严重的神经系统疾病，如中风、帕金森病等；⑦严重的认知功能障碍和精神异常。

需要注意的是，呼吸康复部分可以在专业医疗人员的指导下在家进行，医疗团队可根据患者的病情、身体状况、心理状况和社会适应能力等综合因素，制订个性化的康复方案以助患者身心进一步恢复。

2.家庭呼吸康复的常见措施有哪些？

主要包括：①呼吸训练：呼吸训练是呼吸康复的核心内容，包括缩唇呼吸、腹式呼吸等。②动作训练：动作训练主要包括被动运动和主动运动，患者可以通过摆放体位、拉伸或主动运动和被动运动相结合的方式，改变姿势，增加肌肉力量，提高呼吸能力。③排痰训练：排痰训练的目的是促进肺部痰液的排出，保持呼吸道的通畅。这包括体位引流、胸部叩击震颤、咳嗽训练等。④运动训练：在医生的指导下，患者可以进行呼吸操、慢跑、打太极等有氧锻炼。⑤氧疗：患者通过吸入一定浓度的氧气，可以纠正低氧血症状态，缓解呼吸困难。⑥营养指导：提供合理的饮食建议，帮助患者控制体重，减少肥胖对呼吸系统的负担。⑦心理支持：提供心理咨询和支持，帮助患者应对疾病带来的情绪压力和焦虑。⑧教育宣传：向患者传授有关疾病的知识，提高他们的自我管理能力，促进康复效果。

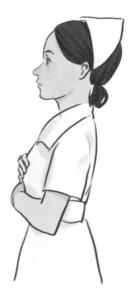

上述几种呼吸康复措施在家庭中都可以自行或在家人协助下完成，但需要注意，对于不同的患者需要根据其自身情况制订个性

化的康复方法，让身心达到最佳状态。

3.重度慢阻肺患者稍微活动就胸闷气喘，在家如何进行呼吸康复？

慢性阻塞性肺疾病是一种常见的呼吸系统疾病，患者需要进行呼吸康复来改善肺功能和生活质量。在家进行呼吸康复的方法主要包括以下几个方面：①缩唇呼吸：坐或站直，放松身体，慢慢地吸气，使肺部充满空气，然后通过收缩嘴唇缓慢地呼气；重复这个过程几次，每次持续5~10分钟。②腹式呼吸练习：坐或躺下，将手放在腹部上，深吸气时让腹部膨胀，呼气时让腹部收缩；重复这个过程几次，每次持续5~10分钟。③咳嗽和痰液排出练习：通过咳嗽训练、体位引流、胸部叩击震颤等方式来促进痰液的排出。④有氧运动：进行适量的有氧运动，如散步、骑自行车或游泳等，可以提高心肺功能和耐力。⑤心理支持：可以通过与医生沟通、参加康复小组及通过冥想、瑜伽等方式来获得心理支持，从而减轻因为疾病的影响而产生焦虑和压力。⑥营养支持：合理的饮食计划可以帮助患者保持健康的体重，提供足够的营养支持。

患者在家进行呼吸康复时还应保持良好的生活习惯，如戒烟、避免吸入有害气体等，以减轻肺部负担，提高康复效果。同时，如果出现呼吸急促、胸痛、头晕等不适症状，应及时停止锻炼并就医。

4.反复咳嗽、咳痰后气喘的支气管扩张患者，如何在家进行呼吸康复？

主要包括：①体位引流。患者可以让病变的肺部处于上方，然后通过家属或自己的辅助，轻轻拍打背部，帮助痰液从肺部排出。体位引流可以在早晨起床后和晚上睡前进行，每次10~15分钟。②呼吸训练。包括腹式呼吸和缩唇呼吸。腹式呼吸可以帮助增强肺部功能，而缩唇呼吸则有助于排出更多的二氧化碳。每天进行数次，每次持续几分钟。③饮食调理。患者应以清淡易消化的食物为主，如鱼肉、河虾、瘦猪肉、鸡蛋等，同时补充富含维生素的食物，如苹果、柚子、青菜等。避免辛辣、油腻、刺激性食物。④日常生活护理。保持室内空气清新、湿润，避免吸入有害或刺激性气体。在公共场所时，尽量佩戴口罩，以预防呼吸道感染。⑤药物治疗。在医生的建议下，使用祛痰药物、抗菌药物等以控制感染和促进痰液排出。

请注意，这些呼吸康复方法应在专业医疗人员的指导下进行，以确保患者的安全和治疗效果。同时，患者应定期到医院进行复查。

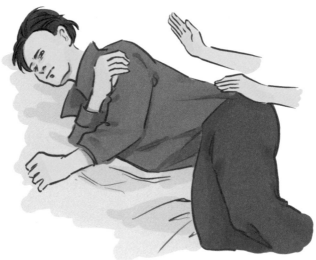

5.肺癌术后有时胸闷气喘，如何在家进行呼吸康复？

肺癌患者术后肺活量有一定程度的下降，有时感到胸闷气喘不适，劳作后加重，此类患者可以综合考虑自身的具体情况，在医生的指导建议下在家进行呼吸康复，具体包括以下几个方面：①腹式呼吸：腹式呼吸可以帮助增强膈肌活动，改善通气效率。每天进行3~5次，每次5~10分钟。②胸部物理疗法：包括体位引流和胸部理疗等手段；体位引流可以通过改变体位来帮助分泌物排出，如侧卧位等；胸部理疗可以使用震动器等设备来帮助松动痰液。③肺功能锻炼：在医生的指导下进行定期定量的呼吸肌肉强化练习，如举臂呼吸、胸式呼吸、抬腿呼吸等，可以提高肺活量和呼吸效率。④营养支持：选择鱼肉、鸡蛋、新鲜蔬菜和水果等提供高热量、高维生素、高蛋白食物，有助于改善体力耐力。⑤心理支持：通过心理咨询、放松技巧指导等方式来减轻焦虑和压力反应。

这些呼吸康复方法应在专业医疗人员的指导下进行，以确保患者的安全和治疗效果。同时，患者应定期到医院进行复查，以便医生评估病情并提供进一步的指导。

6.支气管哮喘患者需要在家做呼吸康复吗？

支气管哮喘是一种慢性疾病，需要进行长期的管理和治疗。呼吸康复是其中的一个重要部分，可以帮助患者改善肺功能，减少症状，提高生活质量。以下是一些在家进行呼吸康复的建议：①环境控制：避免接触可能引发哮喘的刺激物，如烟雾、尘螨、花粉等刺激性气体，确保居住环境清洁；②呼吸训练：学习并实践正确的呼吸技巧，如腹式呼吸和缩唇呼吸；③运动锻炼：选择适合自己的运动方式，如散步、慢跑、游泳等，并根据自己的身体状况调整运动强度和时间；④药物管理：按照医生的建议正确使用药物，如吸入型糖皮质激素、长效β2激动剂等；⑤心理调适：保持良好的心态也是非常重要的，可以通过冥想、瑜伽等方式来放松身心，减轻压力；⑥定期随访：定期到医院进行随访和肺功能检测，以便医生评估病情并提供进一步的指导。

　　这些呼吸康复方法应在专业医疗人员的指导下进行，以确保患者的安全和治疗效果。同时，患者应积极配合医生的治疗方案，遵守医嘱，努力提高自己的生活质量。

7.使用无创呼吸机有助于呼吸康复吗？长期卧床患者可以使用吗？

　　使用无创呼吸机确实有助于呼吸康复。无创呼吸机也称为持续正压通气设备，通过提供正压通气来增加气道内的压力，从而改善肺部通气。它还可以稳定呼吸模式，从而提高患者的睡眠和生活质量。此外，无创呼吸机还可以减轻患者的呼吸功耗，减轻呼吸肌的负担，进一步改善患者的呼吸功能。因此，使用无创呼吸机确实可以作为呼吸康复的一个重要组成部分，帮助患者改善呼吸功能，提高生活质量。活动耐量明显减低，重度肺功能减退需长期卧床的患者，可自行购买小型无创呼吸机在家佩戴使用，可以大大提高肺活量及改善生活质量，延长生存期。但患者若使用后病情有加重趋势，需及时到医院就诊。

8.呼吸康复对慢性肺病患者有何重要意义？

慢性肺病患者整体生活质量较差，频繁住院进一步加重患者死亡率，故如何整体提高其生活质量及生存期是患者及其家人最关注的问题，而呼吸康复可以有效改善慢性肺病患者的临床症状，其重要意义主要体现在：①提高生活质量：慢性肺病患者通过呼吸康复训练改善其呼吸功能，减轻呼吸困难等症状，提高生活质量；②增强运动能力：慢性肺病患者通过呼吸康复可以增强运动能力，提高心肺功能，延缓病情进展；③预防并发症：慢性肺病患者通过呼吸康复锻炼呼吸肌群、改善呼吸道清洁功能等方式，降低并发症的发生风险；④减轻心理压力：慢性肺病患者通过呼吸康复建立积极的心态，减轻心理压力，积极提高心理健康水平；⑤促进药物治疗效果：呼吸康复与药物治疗相结合既提高药物治疗的效果又可以缩短病程和降低复发率；⑥延缓病情进展：长期坚持呼吸康复训练，可以有效延缓慢性肺病的病情进展，降低死亡风险。

呼吸康复对慢性肺病具有相当重要的意义，每一位慢性肺病患者都应积极参加呼吸康复训练以提高自身的健康水平。

第十五章
该如何预防咳嗽反复发生？

？ 1. 如何预防春季反复咳嗽？

每到春天，咳嗽就像"跟屁虫"一样缠着。咳嗽患者要记得按时吃药，吸入药物使用要得当，咳嗽症状有变化要及时跟医生说；保持家里干净整洁，让花粉、宠物毛发等过敏源统统消失；出门戴口罩，关注天气预报，随时添减衣物，别让自己成了感冒病毒的"目标"哦！

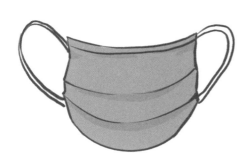

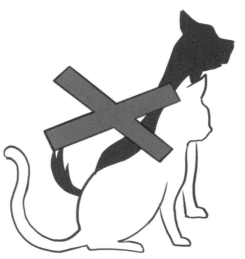

2. 如何预防支气管扩张引起的咳嗽和咳痰反复发作?

第一招： 吃出健康小超人

多吃高蛋白、高纤维的美食，生冷食物就暂时放一放，口腔清洁也别忘了，让细菌无处藏身。这样一来，免疫力就能大幅提高。

第二招： 天气小侦探

每天关注天气预报，冷了加衣，热了脱衣，别让身体受委屈。雾霾天就别往外跑了，乖乖待在家里。出门时记得戴上口罩，保护自己不受伤害。

第三招： 戒烟小勇士

越早戒烟，肺部就越早恢复健康，为了家人，一起加入戒烟大军吧!

第四招： 疫苗小保镖

流感、肺炎疫苗来帮忙，预防流感效果棒!接种一下，就能给身体加把锁，让病毒无机可乘。

第五招： 运动小达人

适当锻炼能增强免疫力，让身体更健康。当然如果感觉症状加重，别忘了及时就医。

3. 如何预防慢阻肺引发的咳嗽?

第一招： 踢走香烟

这可是守护呼吸道的第一道防线，记住，戒烟啥时候都不晚，越早越好！

第二招：吸入药物小达人

好好学学怎么用，正确掌握技巧，定期去医院复查，医生让怎么调药就怎么调，千万别自作主张停药。

第三招：呼吸锻炼小能手

呼吸操做起来，腹式呼吸、缩唇呼吸、伸展呼吸，一个都不能少！

第四招：远离污染源小侦探

远离油烟、粉尘、有害气体，保持室内空气流通，让呼吸道呼吸得更顺畅。

第五招：防感冒小卫士

季节一变，就要注意增减衣物，别让感冒找上门。还有接种流感疫苗也是个好办法，让身体更有抵抗力。

4.如何预防冬季呼吸道感染性疾病引发的咳嗽？

呼吸道疾病在冬天可是嚣张得很，特别是老人、小朋友和身体不太好的小伙伴们，要加倍小心。①冬天人多的地方，是病毒和细菌的乐园。尽量别往人堆里扎，特别是看到有人咳嗽、打喷嚏，就更要保持距离。如一定要去，就戴个一次性医用口罩，给自己加层保护。②洗手、洗手、再洗手！打喷嚏、咳嗽的时候，记得用纸巾或手肘挡住口鼻，别随地吐痰，开窗通风也很重要。③想要抵抗力强，饮食均衡、锻炼适度、睡眠充足，一个都不能少！冬天再冷，也别忘了加衣服保暖，别让身体受凉。④流感疫苗来帮忙，特别是小朋友和老人家，还有身体不太好的小伙伴们，都可以去接种，这样就算病毒来了也不怕。

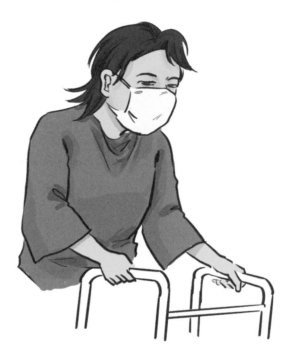

5.建议哪些人每年接种一次流感疫苗？孕妇和幼儿园小朋友可以接种吗？

 每年接种一次流感疫苗，就能大大降低被流感袭击的风险，就算真的碰到了，症状也会轻很多，更能降低出现严重并发症的概率。所以只要年龄大于6个月，没有什么禁忌证，大家都可以去接种流感疫苗。孕妈妈也可以放心接种，这样不仅能保护自己，还能给肚子里的小宝宝加上一层"保护罩"。幼儿园的小朋友更是要快快行动起来，因为他们可是流感最"喜欢"的目标之一。

　　以下这些人群更是要每年都去接种流感疫苗：①辛勤的医务人员；②60岁以上的爷爷奶奶们；③身体有点小毛病的朋友们。④准妈妈们；⑤6~59个月大的小宝宝们；⑥照顾小于6月龄小宝宝的家人和看护人员；⑦学校、幼儿园、监管场所的小朋友们和大朋友们。

　　总之，流感疫苗是个好东西，大家都要积极去接种，这样才能让身体更加健康。

6. 如何预防肺结核引起的咳嗽？怀疑感染肺结核如何应对？

 　　肺结核主要通过空气传播，所以，戴上口罩就像给自己穿上一层"防护服"，特别是在那些人多、空气又不流通的地方。当然增强自身免疫力也是关键，小时候打的卡介苗就是预防结核的利器。还要吃得好、睡得足，别让身体太累，这样免疫力才能更好。

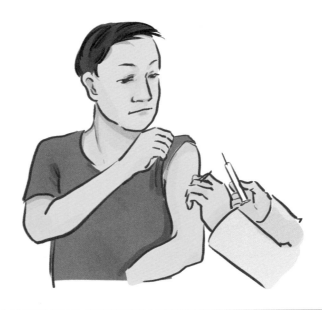

如果不幸中招，怀疑自己得了肺结核怎么办呢？首先别慌，还是要戴上口罩，千万别随地吐痰，这样才不会把病菌传给别人。然后，赶紧找专业的结核病防治所或传染病医院看病。医生会建议做一些检查，比如查痰、拍胸片等，来确定是不是真的得了肺结核。

如果确诊了也别怕。现在肺结核是可以治好的。医生开的药，记得要按时吃、按量吃。在治疗期间，多休息、多吃点营养的食物，还有别忘了戒酒和戒烟。这样就能很快恢复健康。

总之，肺结核虽然讨厌，但只要做好预防、及时应对，就一定能打败它。

7. 慢阻肺会遗传吗，如何预防？

慢阻肺虽然跟遗传有一定关系，但更多时候还是受日常生活习惯和环境的影响。所以，想要预防它可得下点功夫。

首先要把烟戒了，不仅自己别抽，还得远离抽烟的人。二手烟可是慢阻肺的大敌哦！然后要养成规律的作息习惯，早睡早起身体好。饮食方面也得注意，要均衡饮食，多吃蔬菜水果，少吃油腻和刺激性的东西。这样身体才能棒棒的。别忘了锻炼身体，适当的运动可以增强体质，提高抵抗力，让慢阻肺无机可乘！最后，要是感冒了或者咳喘了，千万别拖着不去看医生。这些小毛病可是慢阻肺的"帮凶"，早点治疗才能早点恢复健康！